Cosmétiques au naturel

Données de catalogage avant publication (Canada)
Corneau, Cristiane

    Cosmétiques au naturel

    ISBN 2-7640-0142-8

    1. Cosmétiques. 2. Peau - Soins et hygiène. 3. Produits de beauté.
I. Titre.

RA776.98.C67 1997   646.7'2   C96-941360-2

LES ÉDITIONS QUEBECOR
7, chemin Bates
Bureau 100
Outremont (Québec)
H2V 1A6
Tél. : (514) 270-1746

©1997, Les Éditions Quebecor
Dépôt légal, 1er trimestre 1997

Bibliothèque nationale du Québec
Bibliothèque nationale du Canada
ISBN : 2-7640-0142-8

Éditeur : Jacques Simard
Coordonnatrice à la production : Dianne Rioux
Conception de la page couverture : Bernard Langlois
Photo de la page couverture : Gio Barto/The Image Bank
Photo de l'auteure : Karl Tremblay
Révision : Sylvie Massariol
Correction d'épreuves : Francine St-Jean
Infographie : Jean-François Ouimet, JFO Design
Impression : Imprimerie l'Éclaireur

Cosmétiques au naturel

CRISTIANE
CORNEAU

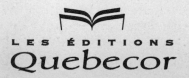

LES ÉDITIONS
Quebecor

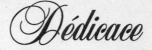 Dédicace

J'ai parfois trouvé «tirées par les cheveux»
les dédicaces de certains auteurs en
début d'ouvrage.

Toutes mes excuses et deux fois plutôt qu'une...
Je fais amende honorable en écrivant celle-ci en toute
humilité, car elle est très importante à mes yeux.

J'ai amorcé ce livre en 1992, pendant mes
vacances au lac Édouard, près de La Tuque. Ma
mère était avec moi, au chalet. Cette année-là, elle
nous a quittés subitement et j'ai cru que le monde
allait s'effondrer. J'ai cessé d'écrire.

Et comme pour tous ceux et toutes celles qui
vivent un deuil profond, ma vie s'est suspendue entre
les deux parenthèses du chagrin...

Puis, en août 1996, toujours au lac Édouard, j'ai
repris la plume et j'ai terminé ce que j'avais
commencé. Et maintenant, je sais que, où qu'elle
soit, ma mère a veillé sur moi et m'a redonné
le courage d'écrire à nouveau.

Ce livre, c'est à elle que je le dois, à cette femme
merveilleuse, anonyme, si grande dans sa
simplicité, Gilberte Bertrand.

Merci, maman!

Introduction

Écrire un livre, c'est comme mettre un enfant au monde. Il naît dans nos pensées et se développe à travers les mots, les phrases, les idées qui sortent de notre esprit pour s'imprimer sur la page blanche.

On ignore toujours comment se déroulera l'accouchement et, surtout, quel accueil le nouveau-né recevra lorsque le lecteur y posera le regard pour la première fois.

À mes yeux, il est beaucoup moins angoissant d'écrire un roman qu'un ouvrage technique, car le roman possède sa propre histoire; celle-ci peut distraire le lecteur et l'amener à vivre son propre scénario dans son imagerie mentale. En règle générale, le roman plaît ou déplaît tout simplement. Donc, d'une certaine manière, l'auteur peut se conforter entre ces deux hypothèses et ne risque pas d'être discrédité pour une simple histoire fictive.

Écrire un guide conduit à des avenues un peu plus risquées et périlleuses. Dans ce type de travail, il faut démontrer sa compétence, comparer ses propres expériences et se dénuder professionnellement en quelque sorte.

J'ai déjà écrit deux autres volumes traitant du même sujet. Me revoici donc de nouveau à ma table de travail, me disant: «Que vais-je pouvoir encore écrire?» Les mots se bousculent dans ma tête et je redécouvre, une fois de plus, la magie du sujet que j'aborde: l'esthétique.

Après 20 ans de travail constant, de contacts avec le public et, surtout, d'expériences merveilleuses en communications, je continue de croire que ce métier est le plus beau du monde à mes yeux, et je constate que la passion m'anime encore et encore davantage au fil des ans.

Je me rends compte cependant, en vieillissant, combien ma propre perception a pu changer. L'image que je me faisais de la beauté s'est, elle aussi, transformée. Dans cet ouvrage, je tente de vous transmettre très simplement le cheminement personnel qui fut le mien.

Ce livre, qui traite non pas de beauté mais plutôt d'hygiène, colle beaucoup plus aux orientations actuelles de mon travail.

À mon sens, la beauté est un terme galvaudé et péjoratif, à un point tel que je n'ai plus le goût de l'utiliser dans l'esprit qu'on lui prête généralement. D'ailleurs, lorsque je détaille les critères de beauté que la mode nous impose depuis des décennies, je me sens fort mal placée pour utiliser ces termes, que je considère comme stupides et irréalistes.

Il est aberrant qu'on persiste encore aujourd'hui à faire croire que l'apparence physique représente le bonheur suprême sur cette terre. Il est effarant de constater à quel point le corps et l'apparence sont sublimés dans ce siècle de modernisme, et ce, à des niveaux plus élevés que par le passé.

L'idée que l'on se fait d'être belle, sexy et attrayante est totalement faussée, bien éloignée de nos priorités quotidiennes.

Pourtant, la plus importante industrie du monde est celle de la beauté. Que ce soit en temps de guerre ou de récession, les femmes font des sacrifices indescriptibles pour se procurer l'«indispensable» dans ce domaine. Ainsi, saviez-vous que pendant la Deuxième Guerre mondiale, en Europe, certaines femmes troquaient volontiers les coupons de rationnement contre des fards à lèvres ou des bas de soie?

Mais qu'en est-il aujourd'hui? Il semble que les choses n'aient pas réellement changé, si ce n'est que les produits sont meilleurs et que la publicité s'est taillée une place de choix dans la vie des gens.

Car autant les hommes que les femmes sont touchés par leur apparence. En effet, le premier contact avec les autres n'est-il pas physique? Avant même d'ouvrir la bouche, on se fait une impression de vous. On vous évalue et on vous juge. L'apparence est ce qu'il y a de plus vulnérable chez un être humain.

Faites vibrer la corde qu'il faut et vous serez étonnée de constater les réactions. Personne ne demeure insensible à ce qu'il projette ou désire projeter.

Demandez aux gens ce qu'ils aimeraient être et à qui ils aimeraient le plus ressembler. Vous découvrirez alors à quel point les modèles sont inaccessibles. Être gros, être vieux, être malade, être physiquement différent est un fait quasi inacceptable encore aujourd'hui. Bien sûr, plusieurs affirment le contraire et prétendent que la société a évolué à ce chapitre. Le croyez-vous vraiment? Vous n'avez qu'à regarder les magazines. Quand y voit-on des mannequins âgées de 50 ou de 60 ans? Rarement!

Que ce soit pour vous présenter des vêtements à la mode, du maquillage, de la coiffure, on choisit irrémédiablement des jeunes filles de 16, 18, 20 ans, extraordinairement belles. Mais ces mannequins ont été créées par des professionnels avant d'être photographiées. Et encore, les photos ont souvent nécessité des retouches qu'on ne soupçonnerait même pas!

Je pourrais noircir des pages et des pages sur le sujet tellement la source est intarissable. Le message que je désire transmettre à tous ceux et à toutes celles qui liront ce volume est très simple: regardez autour de vous et regardez bien ce qui est beau. Demandez-vous alors si cela vous rejoint. Tentez de trouver la beauté de l'invisible, celle de l'âme, du cœur ou de l'esprit, cette lumière qui scintille au fond des yeux, ce sourire qui éclaire un visage marqué par le temps et la vie, ces rides qui se soulèvent lorsqu'on sourit et qui nous font part du cheminement d'un être. Tournez votre regard vers l'intérieur et dénichez l'être formidable qui dort en vous.

Par ailleurs, en rédigeant ces lignes, je tiens à souligner que je me sens responsable des informations que je transmets. Je fais cette mise au point avec vous, lectrices et lecteurs, pour que compreniez bien le véritable rôle d'une esthéticienne. Certains et certaines l'ont peut-être oublié, mais il y en a encore beaucoup qui conservent, même aujourd'hui, la notion que le rôle le plus important dans notre travail est surtout d'informer et de comprendre les gens qui nous donnent leur confiance. Notre travail est d'abord et avant tout un acte d'hygiène qui permet aux autres de se sentir mieux.

C'est donc en toute modestie et avec tout mon cœur que je vous livre certaines de mes connaissances pour, entre autres, réhabiliter la vraie nature de mon métier.

Une fois de plus, c'est à vous d'en juger. Je souhaite ardemment que ce livre vous renseigne le mieux possible sur le merveilleux potentiel que peut vous offrir une juste utilisation de vos cosmétiques, dans un cadre d'hygiène et non de miroir aux alouettes.

Note: Dans ce livre, le féminin est employé sans discrimination et uniquement dans le but d'alléger le texte.

Première partie

Chapitre 1

LES SOINS À TRAVERS LES SIÈCLES : AUTRES TEMPS, AUTRES MŒURS!

Le modernisme est-il à l'origine des cosmétiques?

L'histoire représente une des grandes passions de ma vie. On prétend que ceux qui ignorent l'histoire en répètent sans cesse toutes les erreurs...

Je me suis donc amusée à lire quelques anciens traités sur les potions et les élixirs magiques concernant la beauté ainsi que sur les «sciences» qui y sont reliées. J'ai songé qu'il serait peut-être amusant de voir à quel point, parfois, «plus ça change, plus c'est pareil»!

Depuis la nuit des temps, le goût de plaire a été omniprésent dans toutes les phases de l'histoire. En découvrant tous ces récits, j'ai compris à quel point la beauté a pu être vénérée et que le culte est demeuré vivant. Nous sommes, plus que jamais et même à l'aube du XXIe siècle, esclaves de ce que nous désirons projeter. Mais au fond, est-ce davantage le goût de plaire qui nous anime, ou plutôt celui de se démarquer, d'être différent?

Ce que je ne comprends pas, c'est que les différences sont aussi dictées par les grands prêtres de la mode! Avons-nous vraiment évolué? Sommes-nous vraiment en mesure de prétendre que notre apparence nous laisse indifférent?

Voici quelques extraits de croyances, de recettes et de récits relatifs à la beauté et à l'hygiène. Je vous laisse seule juge des réflexions ou des réactions qu'ils provoqueront en vous.

• La femme de la Préhistoire : un corps de femme presque intact a été découvert en 1974 par Donald Johanson, en Éthiopie. On a baptisé ce squelette Lucie. Elle dormait dans son lit de boue depuis trois millions d'années, selon les experts. Celle-ci portait déjà une parure: un collier de dents de rat. Elle s'enduisait le corps de boue qu'elle laissait sécher et qui permettait d'extraire les poils et la crasse dont elle était totalement recouverte. Elle s'étrillait le corps avec des fleurs géantes et odorantes, qui lui donnaient une odeur différente des autres femelles.

Les chercheurs prétendent qu'elle a été poussée dans la mare de boue dans laquelle on l'a découverte. Assistait-on ainsi aux premières manifestations de la jalousie chez une rivale qui ne semblait pas du tout apprécier ne pas être la favorite du clan?

• Au cours d'une autre période, la reine Nefertiti, révélée au XXe siècle par les recherches archéologiques et par certains écrits sur sa vie quotidienne, a fait l'objet d'un poème portant sur sa très grande beauté. «Elle a 16 ans, des yeux troublants, c'est un bouquet de l'Orient. Toutes les esclaves en la regardant croient voir passer le printemps*.»

En ce XIVe siècle avant Jésus-Christ, l'Égypte toute entière se vouait à toutes sortes d'adorations, et le corps humain n'y échappait pas. Les parfums embaumaient toutes les maisons, les odeurs dominaient tous les instants de la vie. Respirer l'air pur paraissait invraisemblable: les femmes imbibaient leurs vêtements et leurs meubles. Elles faisaient brûler de l'encens le jour; la nuit, des vases laissaient échapper des odeurs d'ambroisie. Même les prêtres fabriquaient des parfums que les belles s'arrachaient à prix d'or.

La reine prenait tous les jours des bains d'argile dont elle s'enduisait voluptueusement le corps. Une esclave frictionnait sa maîtresse d'un mélange d'argile et de foulon (ancêtre du savon). Une autre étendait sur son visage un mélange de miel à base de poudre d'albâtre, un masque exfoliant et nourrissant qui satinait le teint et apaisait l'épiderme du dessèchement provoqué par le climat trop sec du désert.

L'heure fatidique du maquillage arrivée, la jeune esclave dédiée à ce travail sur la reine risquait sa vie chaque fois. Un seul trait mal fait et il ne restait plus rien de sa tête! Pour mieux fabriquer les fards, l'esclave utilisait sa salive. Elle seule connaissait le dosage savant du khôl. Ainsi préparait-elle le maquillage de la plus belle femme d'Égypte.

*LEROY, Geneviève. *L'histoire de la beauté à travers les âges*, Paris, Éditions Acropole, 1989.

• Passons maintenant à la Rome antique, où il y eut, à l'époque de Néron, la belle Poppée, qui ne vivait, semble-t-il, que pour séduire l'empereur. Voici quelques-uns des soins de beauté qui lui permettaient de faire survivre sa renommée. Encore une fois, on faisait appel à la bouche de l'esclave: Thiale, la préposée au maquillage, était non seulement chargée de délayer les fards avec sa salive, mais aussi de les mastiquer longuement. De fait, le mercure, les fards et les teintures qu'elle mâchouillait étaient pulvérisés par sa bouche.

Une autre recette pour les seins de Poppée: il fallait à tout prix, avant le déjeuner, qu'elle absorbe neuf crottes de lièvre, sinon adieu la belle poitrine! Elle complétait sa toilette quotidienne avec un bain de lait d'ânesse parfumé à la lavande. Cinq cents aliborons femelles servaient à fournir le lait indispensable au bain quotidien de cette belle...

L'hygiène pendant le Moyen Âge et la Renaissance: des puces et des punaises...

Contrairement à ce que certains croient, les bains publics n'ont pas pris naissance au début du XXe siècle, mais plutôt dans la Grèce antique. Le fait de se baigner faisait partie de l'activité quotidienne des riches comme des pauvres. Par exemple, en 1152, les bains publics étaient instaurés partout où existait une civilisation dite moderne.

Tout cela n'empêchait évidemment pas la vermine de faire des ravages. On peut d'ailleurs lire dans les traités médicaux de l'époque quelques conseils pour se défaire des punaises, des poux et de certaines maladies.

• Contre la fièvre: attacher une grenouille verte au cou du malade.

• Contre la gale: se rouler nu dans un champ d'avoine.

• Contre les engelures: placer les mains dans le fumier du 1er mai et les y maintenir longuement.

• Si votre lit grouille de parasites, frapper le dessus par trois fois avec une branche de coudrier lors du premier coassement d'une rainette verte (petite grenouille) au début du printemps.

Je ne peux évidemment passer sous silence l'époque de la très illustre Lucrèce Borgia, période merveilleuse pendant laquelle la beauté était essentiellement basée sur le poids et les rondeurs de la candidate. Durant ces siècles, les femmes trop maigres vivaient le calvaire qu'engendrait leur minceur. Voici donc une recette qui, semble-t-il, pouvait leur permettre de prendre du poids et d'avoir cette graisse tant convoitée: plusieurs fois par jour, à heure fixe, absorber de la purée d'araignées qu'on dit engraissante. Il importe de les piler vivantes! Les œufs, recherchés, doivent être absorbés frais.

Au XVIe siècle, le sens de la beauté se heurtait au puritanisme. L'Église condamnait toutes les formes de nudité et, encore plus, tous les soins de toilettage qui accordaient trop d'importance au corps. Se laver devenait indécent, voire un très grave péché. Donc, un à un les bains publics et les étuves (bains saunas) fermèrent leurs portes. Au début du XVIe siècle, plus personne ne se lavait! Les bourgeoises qui portaient haut le flambeau de l'Église plaçaient des éponges imbibées de parfum sous les aisselles et dans l'entrecuisse. Les poux, les puces et les punaises faisaient la fête!

Au XVIIe siècle, ce fut vraiment l'apogée! On dormait, on mangeait et on vivait en permanence avec ces indésirables bestioles. Les gens s'épouillaient en conversant gentiment. On vit même naître une nouvelle profession: l'épouilleur public! Celui-ci s'installait dans les endroits publics et, pour quelques sous, retirait les poux à ceux qui avaient les moyens de payer. La crasse était maîtresse partout.

La peur de l'eau aux XVIe et XVIIe siècles n'était le résultat que d'une centaine d'interdits causés par de fausses croyances. À cette époque, ce n'étaient ni les savants ni les médecins qui dictaient la conduite, mais plutôt les auteurs de livres de bienséance et d'étiquette. Ainsi, on pouvait lire que l'eau était débilitante, car elle pénétrait le corps et se mêlait aux autres liquides (le sang, par exemple)!

Dans les cas de jaunisse, on recommandait de se baigner longuement, car cela pouvait, croyait-on, neutraliser le jaune...

On pensait également qu'une femme qui se baignait dans la même eau qu'un homme pouvait concevoir un enfant. Les pores de la peau devaient à tout prix être fermés, car au contact de l'eau, ils s'ouvraient et pouvaient laisser facilement s'infiltrer la peste et même la syphilis. C'est pour cette raison que les vêtements de l'époque étaient si près du corps: ils représentaient un carcan contre les maladies.

Selon les médecins du XVIIe siècle, le bain tuait peu à peu le corps. Il remplissait la tête de vapeurs et faisait perdre toute vigueur à l'être humain, provoquant même la mort parfois. Il pouvait également tuer la vie à l'intérieur du corps même si la grossesse était presque à terme.

L'hygiène, de la naissance à la mort

Lorsque l'enfant naissait, il fallait appliquer sur lui un certain mélange pour le masser et le laver. Cependant, le but de l'exercice n'était pas le lavage en soi, mais plutôt le renforcement des membres. Donc, on recommandait, toujours selon les traités d'origine, d'étendre sur son corps de la cendre de moules ou de cornes de veaux, ou encore de la poudre de plomb broyé avec du vin, et ce, pour protéger son épiderme délicat contre les maladies.

De nouvelles conceptions des fards à maquillage naquirent. Ainsi, on déclama que la première couche de blanc de céruse (fond de teint de l'époque) devait couvrir la crasse. La deuxième couche servait à donner un air de santé à l'épiderme.

Vous comprendrez aisément que ce manque d'hygiène a généré plusieurs maux. Les maladies pullulaient, notamment la petite vérole qui recouvrait le visage de 80 % des bourgeois. Personne n'y échappait, pas même le roi. Vers 1750, le taux de mortalité infantile atteignit des proportions qui seraient inimaginables de nos jours. L'espérance normale de vie était d'à peine 40 ans.

Encore une fois, je pourrais noircir des pages et des pages de ces détails surprenants, mais je laisse aux personnes qui désirent aller plus loin le loisir de consulter certains ouvrages de référence. Vous y découvrirez les sottises et les inepties que la beauté humaine et la mode ont entraînées.

Mais revenons plutôt à aujourd'hui et continuons notre réflexion. Il semble qu'en bout de ligne, nous n'ayons strictement rien inventé dans le domaine de la beauté, bien que celle-ci soit tout à fait relative selon les individus et les époques. Il faut se prémunir contre le courant des modes et ne pas tomber allègrement dans le panneau. Pourtant, la publicité moderne continue à nous inonder avec des gadgets de plus en plus éclatants. Et j'ajouterais même époustouflants.

Ce qu'il faut retenir, c'est la notion d'hygiène. Il faut conserver cette saine logique lorsque vient le temps d'acheter nos cosmétiques.

Chapitre 2

LE DÉMAQUILLAGE:
À LA BASE DES SOINS QUOTIDIENS

Il est important de déterminer ce que sont les soins quotidiens et de quoi nous avons réellement besoin: crème de jour, crème de nuit, crème pour le cou ou le décolleté, gel pour les paupières, gel antirides, crème-contour pour les yeux ou la bouche, masque-*lifting* minute, ampoules-chocs... et quoi encore!

Il n'est pas étonnant que tant d'utilisateurs démissionnent et cessent l'usage quotidien de cosmétiques! J'ai pensé qu'il était peut-être temps d'expliquer l'essentiel: l'hygiène. Je fais quoi avec quoi et à quel moment? Voilà la vraie question. Nous nous appliquerons à tirer tout ceci au clair, sans que cela soit trop ardu et exigeant.

Je ne désire pas m'imposer en juge concernant les méthodes cosmétologiques. Non! Tout ce que je désire, c'est de vous offrir des informations simples et pertinentes, sans grand flafla ni clichés. Voyons donc sérieusement quels sont les besoins réels qu'une personne doit satisfaire en ce domaine.

S'il est nécessaire d'utiliser d'autres produits ou traitements, vous devrez le faire en consultant une esthéticienne ou un dermatologue. À ce moment, on vous orientera vers le soin spécifique vous permettant de régler votre problème. Dans ce livre, tenons-nous-en à une discipline quotidienne normale qui peut satisfaire aux besoins de n'importe quel type de peau. Commençons par le début: le démaquillage.

Pour ou contre le démaquillage?

Je suis pour, pour, encore pour en toutes circonstances. À mon avis, le démaquillage demeure la meilleure démarche à accomplir pour avoir une bonne mine. Qu'arrive-t-il si on ne se maquille pas? Tout simplement la même chose! Le terme «démaquillage» inclut tout nettoyage quotidien (même lorsqu'il n'y a pas de maquillage) après une journée normale.

Le fait d'utiliser un lait démaquillant et une lotion n'est qu'un acte d'hygiène qui remplace l'utilisation de savons trop abrasifs et à action trop rapide. Donc, que vous utilisiez quotidiennement ou pas du maquillage, il est primordial que vous laviez soigneusement votre visage tous les jours.

Combien de jeunes filles connaissent à fond les plus importantes notions du maquillage, mais ignorent complètement tout sur les méthodes pour le retirer? Ce n'est que lorsqu'on commence à avoir des problèmes qu'on s'intéresse à l'hygiène, alors que ce devrait être le contraire.

Pourquoi ne pas s'initier aux règles précises qui doivent prévaloir en hygiène avant de passer à d'autres techniques?

Les éponges ou les débarbouillettes?

Je préfère les éponges, car elles nous obligent à une certaine discipline que nous n'aurions pas autrement, et ce, à cause des manœuvres de démaquillage. Il est cependant très important de bien les désinfecter après leur utilisation afin de détruire toute présence de bactéries: on savonne bien les éponges et on les imbibe d'alcool à friction dilué; on les laisse sécher à l'air libre, jamais dans un contenant ni dans un étui ou un sac.

La débarbouillette peut, elle aussi, convenir pourvu que la ratine soit de texture très épaisse et très souple. Surtout, on doit respecter les mêmes mouvements (voir ci-dessous) que lorsqu'on utilise les éponges.

Le démaquillage des yeux

La peau trop tendue inutilement vieillit prématurément; l'affaissement de l'œil devient alors inévitable. Il ne faut pas trop frotter la paupière ni utiliser des produits qui peuvent être irritants ou fatals à la fermeté de l'épiderme.

Toutes les manœuvres du démaquillage permettent un massage tonifiant pour les muscles sousjacents. N'hésitez pas à modifier vos vieilles habitudes pour de nouvelles plus efficaces. Au début, cela vous semblera un peu fastidieux, mais vous serez heureuse d'en constater les résultats.

On commence toujours par démaquiller les yeux. L'épiderme des paupières est tellement mince et fragile qu'il faut faire preuve de délicatesse pour effectuer cette étape. Tout d'abord, utilisez des cotons préalablement humidifiés (jamais secs) sans quoi vous provoquerez de l'irritation. Déposez l'huile sur les cils et laissez-la agir pendant quelques instants. Ensuite, frottez légèrement ceux-ci en exécutant un mouvement circulaire et en prenant soin de ne pas tendre la peau, car cela pourrait provoquer des rides prématurées. Soyez patiente et n'allez pas trop rapidement. Si vous éprouvez des difficultés, utilisez un coton-tige imbibé d'huile pour compléter le démaquillage. Une fois les yeux démaquillés, vous pourrez passer au visage et au cou.

Voici quelques exemples d'huiles à démaquiller les yeux que vous pouvez utiliser en toute quiétude.

• Huile d'amande douce pour les adolescentes et celles qui ont une peau normale.

• Huile à la vitamine E pour les peaux très sensibles et couperosées.

• Huile de rose musquée du Chili pour les peaux cicatrisées et irritées.

Vous pouvez utiliser des mélanges que vous concevrez vous-même en faisant des mixtures. Par exemple, pour l'huile à la vitamine E, versez 5 mL (1 c. à thé) de vitamine E dans 30 mL (2 c. à soupe) d'huile de germe de blé.

Vous pouvez varier à l'infini ces huiles et les adapter à diverses vocations.

Le démaquillage du visage et du cou

Les laits ou les crèmes de démaquillage sont des produits très doux qui n'irritent pas l'épiderme. Ils servent à laver le visage en douceur sans lui faire violence ni le décaper. Quels que soient la marque et le prix que vous payiez, voici ce qu'il faut savoir sur ce type de produits. Il s'agit d'une émulsion douce qui déloge efficacement les impuretés déposées sur l'épiderme au cours de la journée ou par le maquillage. Cette émulsion ne doit pas être utilisée sur les paupières, sauf si elle est conçue à cet effet. Il est primordial d'obtenir des explications complètes lors de l'achat de vos produits.

Pour vous démaquiller ou vous nettoyer, rincez les éponges ou les débarbouillettes à fond à l'eau tiède (évitez l'eau trop chaude ou l'eau trop froide, car vous pourriez faire éclater de petites veines). Déposez-y une bonne quantité de lait, de crème à démaquiller ou nettoyant (ces deux appellations sont synonymes). Faites des compresses pour bien dissoudre les fards et les impuretés, et laissez agir pendant quelques instants. Ensuite, effectuez les mouvements qui suivent.

• Pour le cou, partez du lobe de l'oreille et rendez-vous à la base du cou en descendant fermement. Faites des glissements de haut en bas avec rythme pour bien stimuler la circulation sanguine et renforcer la masse musculaire du cou.

• Pour le visage, les manœuvres sont faciles à effectuer mais non moins importantes. Elles donnent aux muscles de la fermeté et de la souplesse. Faites un mouvement ascendant tout en biaisant contre le muscle peaucier, en remontant, c'est-à-dire en faisant un mouvement d'inclinaison vers la racine des cheveux.

Tout produit utilisé pour nettoyer ou démaquiller la peau doit être retiré de l'épiderme (tout comme on ne laisse jamais de savon sur la peau). On doit donc rincer les éponges à fond avant de répéter le mouvement pour bien compléter le nettoyage.

Les lotions: toniques ou astringentes

On ne peut songer à un soin de beauté sans parler de lotion tonique ou astringente. Les lotions sont le complément parfait de l'hygiène cutanée. Il faut cependant les connaître pour en faire un usage judicieux.

La lotion tonique est recommandée pour un épiderme sensible, couperosé, sec et déshydraté. Si vous achetez votre lotion, vous devez d'abord vous assurer qu'elle ne contient aucun alcool (celui-ci assèche l'épiderme). La lotion tonique est souvent extraite des parties tendres d'une plante, soit les sommités fleuries et les feuilles. Les eaux florales conviennent parfaitement bien, et on peut compter sur elles pour hydrater la couche cornée, tout en complétant le soin avec une crème. Elles sont fabriquées par infusion.

La lotion astringente est beaucoup plus forte et concentrée. Les parties de la plante qui sont utilisées sont les plus dures: les fruits, les tiges, les aiguilles, la racine. On la fabrique par décoction (on fait bouillir les parties de la plante). Ce produit est recommandé pour traiter les peaux dont les pores sont dilatés, ou qui sont marquées de points noirs, d'acné; il convient également aux peaux grasses et au teint brouillé.

La plupart des astringents contiennent de l'alcool. Si vous avez une peau grasse, mais sensible, évitez-les tout simplement.

Les lotions servent donc à compléter le démaquillage du fond de teint, du fard à joues et de la poudre. Elles s'ajoutent à la crème ou au lait démaquillant pour en accentuer l'action nettoyante. On les emploie aussi le matin pour débarrasser la peau des impuretés laissées pendant la nuit. Celles qui utilisent du démaquillant ou du savon, le matin, devraient cesser cette pratique et n'utiliser qu'une lotion. C'est beaucoup moins violent et tout aussi efficace. On ne doit en aucun cas agresser l'épiderme.

Les manœuvres mentionnées précédemment doivent être effectuées le soir, une fois la peau bien nettoyée. On complète l'application de la lotion par une crème de nuit.

Chapitre 3

LES CRÈMES ET LA PUBLICITÉ

Je suis toujours étonnée de constater le manque d'information au sujet des crèmes. Dans notre société, où beaucoup d'informations sont véhiculées, nous devons tenir compte de l'abondance des produits. Pour ce faire, dans un premier temps, examinons l'aspect publicitaire du marché.

La compétition est féroce, et lorsqu'on crée de nouveaux produits, ils doivent inévitablement se vendre «comme des petits pains chauds». Et cela, à n'importe quel prix! Mais «n'importe quel prix», qu'est-ce que ça signifie?

Quand nous optons pour un produit, nous devons savoir pourquoi nous le faisons. Avez-vous déjà pris le temps de comprendre le motif réel de vos achats? Pourquoi optez-vous pour une ligne de produits plutôt que pour une autre? Qu'est-ce qui a retenu votre attention? Quel détail précis a enclenché le déclic?

Est-ce la vendeuse, l'aspect du contenant, l'épiderme du mannequin qui représente cette compagnie, le coût, la texture, l'odeur ou, tout simplement, la couleur? Mais ce fameux produit répond-il vraiment à vos attentes?

Avez-vous le sentiment que votre apparence a changé, que votre épiderme est différent, que votre problème est réglé? Vos besoins sont-ils comblés et l'investissement que vous avez fait en vaut-il la peine?

Les émotions

Acheter une crème, c'est combler une émotion. Il y a des femmes qui sont boulimiques avec les cosmétiques, comme d'autres le sont avec la nourriture: elles achètent du bonheur, de l'illusion en petits pots.

Vous êtes-vous déjà arrêtée quelques minutes pour vous questionner sur les motivations en vous qui sous-tendent tel ou tel achat? Sortez vos cosmétiques de l'armoire et demandez-vous si tout ce que vous possédez répond véritablement à vos besoins cutanés. Demandez-vous aussi ce qui vous motive à utiliser ces produits et quelles sont vos attentes précises face à vos cosmétiques. Si vous êtes honnête avec vous-même, vous vous rendrez compte jusqu'à quel point vous êtes influencée par la publicité et combien celle-ci conditionne vos choix, selon votre âge, votre apparence et votre milieu social.

Je sais que certaines personnes, en lisant ces lignes, trouveront ces détails totalement saugrenus et farfelus. Qu'importe!

Après toutes mes années de pratique, je demeure persuadée que les femmes n'ont pas encore compris le sens réel de l'utilisation des cosmétiques. À l'aube de l'an 2000, je considère que la beauté, comme on le dit si souvent, doit être aussi une question intime et que les femmes doivent, plus que jamais, être à l'écoute de leur épiderme, de leur corps et de leurs émotions. Nous devons cesser de nous leurrer et devenir plus réalistes face à ces actes d'hygiène tout simples, qui devraient être des gestes d'amour et de respect envers notre corps.

J'en ai assez de lire et de voir encore aujourd'hui des textes d'information sur les soins qui sont totalement dépourvus d'essence humaine et qui sont enveloppés de concepts totalement superficiels et illusoires. La question de l'esthétique est sérieuse et mérite plus que des promesses qui ne sont jamais tenues et des miracles qui n'ont jamais lieu. Il est révolu le temps où on disait n'importe quoi à n'importe qui, juste pour vendre du rêve!

Interrogez-vous sur le bien-fondé de vos achats et déjà, vous serez plus sereine face à vos besoins. Exigez qu'on vous informe correctement sur les cosmétiques que vous achetez. Questionnez-vous et soyez assurée de faire le bon achat.

Comment choisir une crème

Il est évident que, malgré toute la publicité qui nous bombarde, le besoin est réel. Il est nécessaire d'avoir une crème pour protéger son épiderme. Reste à voir comment et laquelle nous convient le mieux.

Tout d'abord, vous devez connaître votre type de peau. Est-elle grasse, sèche, couperosée, mixte, sensible, normale, déshydratée? Une fois cette étape primordiale franchie, vous pouvez envisager quel produit vous convient le mieux.

Vous devez également tenir compte du pouvoir de pénétration cutanée du produit. Lorsque vous appliquez une crème, elle doit être douce, onctueuse et, surtout, elle doit pénétrer à l'application. Vous devez ressentir ensuite du bien-être. Si votre épiderme demeure tendu, il faut revoir votre choix. Suivez votre intuition, fiez-vous à ce que vous ressentez et laissez votre peau vous dire comment elle se sent. Découvrez son langage.

Le prix du produit est, lui aussi, très important. Et souvenez-vous qu'on paie souvent pour une foule de choses inutiles. Par exemple, il y a quelques années, le magazine *Protégez-vous* a fait des recherches pour déterminer les coûts de divers produits et les a comparés. À l'époque, on avait sélectionné trois marques très connues sur le marché québécois, dont une française et deux américaines. La première se détaillait 39,95 $ et les deux autres, 18,95 $ et 12,95 $.

Après diverses analyses en laboratoire, on constata que, dans les trois cas, la base des produits était la même. Les textures offraient de grandes similitudes. La seule différence était l'arôme! Bref, de ces trois crèmes, celle qui provenait de France était présentée dans un pot très raffiné contenant une quantité inférieure aux deux autres. Elle était aussi présentée dans un emballage cartonné, tout à fait somptueux, avec un lettrage magnifique. La publicité de cette compagnie était omniprésente dans les magazines à gros tirages.

Les deux autres étaient offertes dans des pots plus sobres, sans plus d'emballage. Elles étaient moins présentes dans la publicité des magazines féminins.

En conclusion, il semble que ces trois produits s'équivalaient en ce qui a trait à la qualité, mais non pas en ce qui concerne le prix.

Lorsqu'on connaît les coûts de fabrication, on tombe à la renverse: la plus grande partie du prix d'une crème sert à payer l'apparence, l'emballage et la publicité. Donc, lorsque vous achèterez votre prochain pot de crème, pensez à tout cela et demandez-vous si ce produit qui vous promet tant en vaut le prix. Demandez-vous également si cette crème vous convient ou si son pot ne vous servira que de parure dans votre salle de bains.

Les produits hypoallergènes

On parle beaucoup des produits hypoallergènes, non parfumés, non comédogènes. Qu'en est-il en réalité?

Les compagnies canadiennes sont soumises à certaines règles de fabrication. Ces normes sont obligatoires. Bref, tous les produits, normalement, sont hypoallergènes, tout comme une huile végétale ne peut avoir de cholestérol! Pourtant, certaines compagnies misent toute leur publicité sur le fait que la composition de leurs produits est hypoallergène, non parfumée, donc supérieure à d'autres marques, ce qui est totalement faux en réalité.

Tous les cosmétiques, quels qu'ils soient, ne sont pas entièrement à l'abri d'une réaction allergène. L'épiderme de chaque individu varie selon l'âge, l'épaisseur, la texture, la température, le climat, l'état de santé, le stress, les émotions, le vécu. Le simple fait d'avoir ses règles modifie parfois la réaction chimique d'un cosmétique (quel qu'il soit). Et cette réaction ne peut pas toujours être attribuée à la composition même du produit. Tous les effets chimiques corporels qui peuvent provoquer un déséquilibre hormonal, comme la ménopause, l'ovulation, les règles, les problèmes généraux de santé, peuvent causer une réaction à un cosmétique.

Je me souviens d'une dame qui se plaignait d'avoir les yeux enflés lorsqu'elle se maquillait. Des tests d'allergie ont révélé que les fards à paupières n'étaient pas en cause, non plus que le mascara ou le crayon. Cependant, cette réaction persista, jusqu'au jour où, ensemble, nous avons décidé de passer à la loupe tout ce qu'elle manipulait comme substance, même les produits d'entretien ménager.

Après trois jours, nous avons découvert que cette dame souffrait d'une très violente allergie au vernis à ongles. Or c'est au niveau des paupières qu'elle réagissait. Pourquoi pas sur les doigts? C'est étrange, mais c'est ainsi! Les réactions sont imprévisibles et on condamne parfois à tort les cosmétiques ainsi que les parfums.

Les produits à base de...

Autre phénomène intéressant: l'engouement pour les produits à base de produits naturels, par exemple les lignes à l'avoine ou au germe de blé, etc. Par association, plusieurs personne leur prêtent des qualités qu'ils n'ont pas en réalité.

Voici un exemple simple: on sait qu'ajouter du germe de blé dans son régime alimentaire est bon pour la santé. Jusqu'ici, cela convient. Puis un jour, à un comptoir de cosmétiques, on vous dit: «Si le germe de blé est bon pour la santé, imaginez ce qu'il peut faire de prodigieux pour votre épiderme!» Aussitôt, vous achetez la ligne complète, sans vraiment vous demander si elle convient à votre épiderme. Soudain, les problèmes surgissent... Vous n'y comprenez strictement rien, puisque ce produit à base de germe de blé doit forcément être bon pour votre peau comme il l'est pour votre santé!

Vous êtes furieuse, vos produits ne vous donnent pas satisfaction, donc ils ne sont pas bons, pensez-vous. Vous les flanquez au panier et passez à autre chose...

Perte d'argent et de temps, déception, doute... jusqu'à la prochaine fois! Mais au fond, que s'est-il réellement passé?

Comme je l'ai mentionné, ce n'est pas tant le cosmétique qu'on doit pointer du doigt, mais la façon dont il est prescrit et vendu. Il est bien évident que si la ligne germe de blé de la compagnie X est destinée à un épiderme délicat et sensible mais que le vôtre est gras, elle ne sera pas pour vous!

Chapitre 4

LES CRÈMES ET LEURS MYSTÈRES

Comme cet ouvrage se veut informatif, il m'apparaît important de vous aider à mieux comprendre ce que contiennent les crèmes pour que vous puissiez maximiser leur utilisation.

Toutes les personnes qui ont lu mes volumes ou qui ont suivi les émissions de radio et de télévision auxquelles j'ai participé savent que je tente toujours de vulgariser les renseignements pour en faciliter la compréhension. Il n'y aura donc pas, ici non plus, de grandes explications techniques, mais seulement des données très simples, sans prétention.

Les AHA

Le dernier cri en matière de cosmétiques: les acides alpha-hydrolixie ou hyaluroniques (AHA). On peut maintenant mettre cette substance au service de l'épiderme pour régler divers problèmes, comme les taches pigmentaires (le masque de grossesse), l'acné, la séborrhée, les pores dilatés, le teint brouillé, les peaux atones, et même pour aider à contrer les effets du vieillissement. Les acides alpha-hydrolixie ou hyaluroniques peuvent également, à long terme, affiner les grains de peau cicatrisés.

Toutes les sources d'AHA sont naturelles: le lait (lactique), la canne à sucre (glycolique ou glycolytique), les agrumes tels que les citrons, les pamplemousses et les oranges (citrique), les pommes (malique) et, finalement, le raisin (tartrique).

La composition des AHA varie selon le laboratoire. Chaque compagnie possède sa propre recette, avec des pourcentages divers. Ce qui est important de savoir, c'est que, selon certains dermatologues, pour obtenir un effet plus radical, il faut que le pourcentage des acides soit d'au moins 10 % dans la crème. Il semblerait qu'en deçà de cette dose, les résultats soient moins probants.

Toujours selon les recherches que j'ai effectuées, certains fabricants hésitent encore à utiliser ce type d'acides dans leurs produits, car ils craignent les effets secondaires. L'utilisation la mieux connue des AHA sur le marché date de 1991; c'est la compagnie Néo-Strata qui a commencé à distribuer des crèmes, à partir des cabinets de dermatologues. Depuis, d'autres laboratoires ont emboîté le pas, et on assiste à une révolution dans cette génération de produits.

Comprendre pour mieux en profiter
C'est malheureux de voir le nombre de consommatrices qui utilisent à mauvais escient des crèmes à base de AHA. Tentons donc d'expliquer simplement ce qui en est.

La couche cornée est la partie la plus visible de l'épiderme, mais elle en est également la moins vivante. Cette couche se régénère environ toutes les 365 heures chez les personnes qui ont entre 20 et 40 ans approximativement. Après le cap de la quarantaine, le processus cellulaire ralentit et le renouvellement se fait donc plus lentement. On peut compter jusqu'à 700 heures pour la même régénération, soit près du double. Par la suite, la peau s'épaissit et devient rugueuse et terne. Lorsqu'on utilise les acides de fruits, ceux-ci travaillent d'abord sur la kératine (principale protéine de la couche cornée). Les acides usent, amincissent et sablent légèrement cette surface devenue rugueuse avec les années.

L'effet ponceur des acides, qui permet donc de libérer la peau des cellules mortes, donne un aspect plus clair à l'épiderme et, surtout, stimule le renouvellement cellulaire superficiel. C'est un peu comme un effet de gommage (*peeling*) en douceur. L'effet exfoliant de ces produits peut provoquer une légère irritation cutanée chez des personnes dont l'épiderme est particulièrement sensible. Cependant, il ne faut pas être inquiet outre mesure. Toutefois, comme pour n'importe quel autre cosmétique, il convient d'appliquer les crèmes à base d'AHA progressivement sur la peau, en quantité minime, surtout si l'épiderme est sensible.

Par exemple, sachez que, normalement, il est de mise au début d'appliquer sa crème le soir et d'attendre de 15 à 30 minutes après le nettoyage du visage. La première semaine, couvrez les surfaces les moins fragiles de votre peau, en massant doucement. Si vous ressentez un léger picotement, ne vous alarmez pas. Cela est parfaitement normal; n'oubliez pas qu'il s'agit d'un produit actif. N'ayez crainte aussi du mot «acide»: dans les milieux cosmétologiques, on a baptisé les acides AHA les «acides amis de la peau».

Après deux ou trois semaines d'application, les picotements (s'il y en a) s'estomperont et vous pourrez ainsi traiter les régions les plus fragiles, comme les paupières et le contour des yeux. Il faut compter quelques semaines pour que la peau s'adapte vraiment, mais vous pourrez constater assez vite certains résultats, selon l'état et l'âge de votre peau.

Les effets

Au cours de ma pratique en institut, j'ai pu découvrir les effets de ce type de crème. Et j'avoue avoir noté très peu d'effets secondaires; la plupart d'entre eux provenaient surtout d'une mauvaise utilisation du produit, plutôt que d'une carence du produit lui-même.

Ce que j'ai pu observer assez rapidement, c'est l'éclaircissement du teint et une diminution intéressante des pores dilatés, un teint plus clair et une réduction des taches pigmentaires. À la longue, l'hydratation est meilleure puisque la couche cornée est beaucoup plus en forme.

Toutefois, comme la couche cornée devient moins épaisse, il y a donc risque de fragilisation de votre peau aux phénomènes extérieurs tels que le froid et le soleil. Vous devez, si tel est votre cas (car ce n'est pas une généralité), vous munir d'une base de jour qui contient un FPS 15 (facteur de protection au soleil) pour parer à d'autres désagréments.

Comprenez bien que ce type de produit ne fait pas de miracle. Il ne peut pas remplacer une chirurgie, mais il peut redonner à votre teint un nouvel éclat.

Lorsqu'il y a de l'irritation, espacez l'application du produit, un soir sur deux ou sur trois par exemple. Par contre, si votre peau ne le tolère pas du tout, n'insistez pas inutilement et cessez immédiatement toute application.

L'acide rétinoïde

Comme je l'ai expliqué précédemment, une nouvelle génération de cosmétiques nous est offerte, et les produits à base d'acide rétinoïde en font partie.

Cette substance, présentement classée comme médicament, est de plus en plus reconnue par les médecins, les dermatologues et les plasticiens comme agissant véritablement pour aider à contrer les effets du vieillissement cutané.

Même si les avis demeurent partagés, la majorité des médecins reconnaissent les bienfaits du produit et clament qu'il ne fait pas de miracle, mais peut venir en aide à certains épidermes.

Mais qu'est-ce, au juste, que cet acide rétinoïde? C'est simplement la forme acide de la vitamine A. Cette substance est utilisée depuis des années en traitement contre l'acné. Il semble que l'acide rétinoïde serve à affaiblir la cohésion des cellules (qui est responsable de la formation des comédons). En affectant ce mécanisme, le remplacement naturel des cellules mortes se trouve accéléré. Donc, la peau se régénère et, de plus, une exfoliation plus profonde de la couche cornée se produit.

Les effets

Les chercheurs ont découvert que l'utilisation régulière de l'acide rétinoïde provoquait des changements évidents au bout de quelques mois. Par exemple, la fabrication de nouveau collagène permet d'atténuer certaines ridules. De même, l'état des vaisseaux sanguins semble se régénérer; conséquemment, une meilleure circulation sanguine favorise l'éclaircissement du teint qui, en vieillissant, perd de sa couleur et de sa fraîcheur. Ce produit peut être extraordinaire pour les épidermes qui ont été trop exposés au soleil.

L'effet que l'acide rétinoïde produit sur la couche cornée, c'est d'abord de l'amincir. Certains médecins prétendent que la crème use la peau... Ce n'est pas tout à fait le cas, semble-t-il. Oui, l'épiderme devient plus mince, mais c'est aussi pour cela que la peau demeure plus ferme car il n'y a plus d'accumulation de peaux mortes. Donc, il y a moins de risques de voir des plis disgracieux.

Des picotements légers, des peaux mortes, quelques petites plaques sèches, quelques démangeaisons, une plus grande sensibilité au soleil, aux frictions et au froid sont les effets secondaires répertoriés à ce jour. Évidemment, cela dépend toujours de votre type de peau. Les effets secondaires se manifestent surtout si vous appliquez une trop grande quantité de crème. Si vous utilisez plus de crème que l'épiderme n'en demande, vous saturez la peau. La quantité ne garantit pas de résultats plus rapides, bien au contraire. Il faut plutôt «apprivoiser» l'application de cette crème.

Les effets optimaux sont atteints au bout de trois mois, selon la force du produit que vous utilisez. Personnellement, j'ai augmenté la force tous les deux ans environ, de sorte qu'aujourd'hui, j'applique une crème de force maximale. J'y combine l'utilisation des AHA et j'emploie un écran solaire dès que je vais à l'extérieur.

Le secret de l'acide rétinoïde, c'est de l'adapter à nos soins quotidiens en apprenant à contourner les petits désagréments. Et ce n'est pas difficile à faire lorsqu'on s'en donne la peine. Je ne peux vous donner meilleur conseil que celui de tenter l'utilisation de cette crème.

De plus, pour rédiger ce texte, j'ai également lu plusieurs articles parus dans nos magazines québécois. Les femmes dermatologues interrogées étaient elles-mêmes des adeptes de la crème à base d'acide rétinoïde et ne voyaient pas de raisons pour en cesser l'utilisation.

L'interaction avec les cosmétiques

On sait que l'acide rétinoïde peut irriter la peau. Voici quelques trucs pour le rendre compatible avec notre hygiène quotidienne, au cas où vous seriez sujette à l'irritation.

• Lorsque vous lavez votre visage, le soir, attendez une quinzaine de minutes avant d'appliquer la crème rétinoïque.

• Au début, cette crème peut être appliquée en alternance avec les acides de fruits, un soir sur deux. Si vous sentez que votre peau est trop fragile, appliquez-la un soir sur trois.

• Je préfère franchement vous déconseiller l'application le matin, car la crème devient plus facilement irritante pour l'épiderme en raison des facteurs extérieurs. Appliquez-la le soir avant d'aller dormir. L'épiderme au repos reçoit mieux le traitement.

• Après trois mois d'utilisation, appliquez-la deux fois par semaine. Cela suffira pour conserver les effets bienfaisants de cette crème.

• Les différentes forces varient entre: 0,001; 0,025; 0,05 et 1.

• Optez pour la crème plutôt que pour le gel (encore une fois, cela est moins irritant).

• N'utilisez jamais l'acide rétinoïde en même temps qu'un autre cosmétique, par exemple la crème de nuit, le gel-contour des yeux, etc. Bref, le soir, après avoir lavé l'épiderme, appliquez la crème à base d'acide rétinoïde et pas autre chose.

• Étalez toujours la crème sur le visage, le cou et le décolleté.

• Pour contrer les effets de dessèchement, une bonne émulsion hydratante vous viendra en aide. Si vous avez beaucoup de peaux mortes, ce qui est très normal, faites régulièrement des exfoliations légères sur les surfaces atteintes. Pratiquez l'exfoliation de préférence le matin, avant l'application de la crème de jour et du maquillage.

• Il est possible que, pendant les premiers temps, vos cosmétiques de maquillage, le fond de teint par exemple, provoquent une légère sensation de brûlure. Cela est normal, car le métabolisme de l'épiderme se modifie, donc se sensibilise. Ne paniquez pas! À moins que cela n'augmente... Et encore là, il peut s'agir de la composition du fond de teint qui est inadéquate.

• Il faut aussi savoir que la crème peut sembler plus irritante au moment des règles et de l'ovulation. En effet, le changement hormonal dans l'organisme peut augmenter la sensibilité. Donc, ne vous inquiétez pas outre mesure.

• Dernier conseil: lorsque vous appliquez ce produit, prélevez de très petites quantités et commencez par les joues et le cou. Ensuite, faites le contour de la bouche et la paupière inférieure. *Pour la paupière supérieure, cette crème est totalement déconseillée pour la majorité*; il arrive que certaines personnes puissent tolérer de très petites quantités à l'occasion, alors, à vous de faire vos expériences.

En conclusion, disons que j'utilise ce produit depuis huit années et j'en suis très satisfaite. Je travaille avec des centaines de femmes qui s'en servent, elles aussi, depuis des années et elles sont très heureuses des résultats. Il faut apprendre à travailler avec cette crème, sans crainte, mais avec discernement. Si vous suivez mes conseils, je crois que vous serez, à votre tour, satisfaite des résultats. Ce n'est pas un lissage (*lifting*), cela va de soi, mais les effets sont très intéressants et permettent de reculer un peu l'horloge du temps...

Accordez-vous une année complète pour voir le changement (celui-ci sera d'autant plus valable si vous avez pris beaucoup de soleil).

Enfin, c'est, à mon avis, un traitement efficace qui ne vous coûtera pas une petite fortune. Parlez-en à votre médecin, car cette crème n'est vendue que sous ordonnance médicale.

Gardez toujours en mémoire que votre épiderme vous parle. Écoutez-le et apprenez à satisfaire ses besoins selon ses demandes.

Chapitre 5

LES COSMÉTIQUES SOUS NOTRE CLIMAT

Il va de soi que le Canada est un pays immense et qu'on y trouve toutes sortes de températures. Le sud de l'Ontario, par exemple, possède un climat beaucoup moins rigoureux que celui de l'ensemble du Québec qui, évidemment sans aucune connotation politique, est une autre planète au point de vue climatique.

Chez nous, les changements de température sont brusques et très variés. Nous possédons des hivers très longs, l'automne et le printemps faisant plus souvent qu'autrement partie de ceux-ci. Nous passons donc tout près de neuf mois par année enfermés dans les maisons surchauffées.

Lorsque nous ne sommes pas des fanatiques des sports de plein air, l'oxygénation normale que notre organisme est en droit d'attendre ne se fait pas normalement. Alors, quand les beaux jours arrivent, que faisons-nous? Nous nous précipitons à l'extérieur pour profiter de dame Nature au maximum, même si nous connaissons les risques du soleil. Pouvons-nous vraiment tenir rigueur aux Québécois et aux Québécoises d'en abuser? C'est une denrée si rare chez nous!

Malgré cela, il faut savoir que, même au Québec, le cancer de la peau a augmenté de 100 % au cours des 10 dernières années. Bien que nous soyons plus vigilants qu'il y a 20 ans, il n'en demeure pas moins que nous sommes moins préoccupés par ce problème que les habitants de la Californie. Et pourtant, les risques sont les mêmes.

La déshydratation

Les plus gros problèmes cutanés auxquels nous devons faire face dans notre contrée sont ceux qu'engendre la déshydratation (manque d'eau à l'intérieur de la couche cornée). Malheureusement, ce problème est souvent confondu avec la peau sèche.

De fait, il est souvent très difficile de faire la différence, mais voici quelques conseils et trucs qui vous permettront de dépister le problème.

• Une peau déshydratée manque d'eau et non de gras. Donc, si vous avez des comédons (points noirs) ou des boutons et que votre peau pèle, elle est déshydratée.

• Dès qu'il y a présence de peaux mortes à l'axe facial et que vos pores de peau sont très dilatés, votre épiderme manque encore une fois d'eau.

• Ne pensez pas qu'en buvant plusieurs litres d'eau, vous réglerez votre problème. Absolument pas! La déshydratation est aussi une mauvaise répartition de l'eau dans les diverses couches sous-dermiques, ce qui est très difficile à contrôler. Il faut également tenir compte des facteurs extérieurs comme le chauffage à l'électricité et l'air ambiant qui devient très sec, ce qui a une incidence sur l'épiderme. Le froid sec ou le soleil pendant la pratique de sports divers peuvent aussi influencer la condition de l'épiderme. Il en va ainsi avec la prise de certains médicaments tels que les antibiotiques ou les produits antigrippaux.

• Un cosmétique inapproprié à votre épiderme (fond de teint trop fort, poudre desséchante ou fard à joues appliqué directement sur l'épiderme, sans protection adéquate) peut aussi être la cause d'une déshydratation.

Encore une fois, il faut être à l'écoute de son épiderme et suivre l'action des différents cosmétiques qu'on utilise quotidiennement.

Comme je l'ai indiqué précédemment, le climat amène plusieurs autres problèmes. Il en va de même d'une mauvaise utilisation des produits, par exemple une crème qui provoque une poussée de boutons.

L'humidité

Un autre problème très présent est relié à notre climat: la séborrhée. Un épiderme séborrhéique ne présente pas forcément des boutons, mais plutôt une forme de luisance permanente au moindre effort ou au stress.

Parfois, on a l'impression que la peau suinte. Alors, elle brille et nous passons une partie de notre temps à l'essuyer, ce qui est désagréable. Ce problème touche beaucoup de personnes, surtout en été. Nous ne devons pas oublier qu'au Québec, le taux d'humidité est très élevé et il n'y a pas pire ennemi de la peau, après le soleil, que l'humidité. Cette dernière augmente la sécrétion des glandes sébacées. Il arrive que la peau soit tellement huileuse que nous n'osions rien mettre dessus, de crainte d'augmenter le problème. C'est à ce stade qu'il faut faire preuve de discernement lorsque nous utilisons nos cosmétiques. Voici quelques conseils à ce propos.

• Tout d'abord, choisissez un produit nettoyant non irritant, mais légèrement plus détergent qu'un lait, qui va bien dégraisser l'épiderme sans le décaper. Vous devez donc favoriser, si tel est votre problème, des émulsions à base de lavande, de menthe, de romarin ou de consoude, qui sont des plantes bactéricides qui interviennent dans le développement du sébum.

• Ne lavez pas trop l'épiderme. C'est un peu comme pour le cuir chevelu: si les cheveux sont gras, vous ne devez pas succomber à la tentation de les laver tous les jours, car cela stimule les glandes. Après le lavage, on ressent une sensation de fraîcheur, mais celle-ci disparaît rapidement, car les glandes doivent se remettre au boulot. Tout compte fait, le sébum est une protection en soi; donc, si vous détruisez cette barrière par des produits trop «agressifs», la peau réagira en en sécrétant deux fois plus.

• Retenez donc que vous devez nettoyer la peau avec douceur, sans agressivité, en alternant lait et savon très doux.

• Rincez toujours l'épiderme à fond avec de l'eau tiède. Épongez le visage et ne le frottez pas. Toute irritation ouvre la route aux bactéries.

Chapitre 6
LA COUPEROSE

La couperose est définie comme une maladie bénigne de la peau, provoquée par une dilatation permanente et définitive de certains petits vaisseaux sanguins transcutanés. On peut l'observer particulièrement sur certaines régions du visage, comme les pommettes, les joues et les ailes du nez.

La couperose s'installe progressivement sur le visage, parfois par poussée. Elle est déclenchée par des facteurs extérieurs tels que les froids intenses, le vent, les trop fortes doses de soleil, les aliments épicés et les émotions violentes.

Malheureusement, on a souvent relié automatiquement, et à tort, les rougeurs du visage aux abus de boissons alcoolisées. Il est vrai que l'alcool est un facteur qui n'aide en rien à la circulation sanguine, mais il est clairement démontré que l'hérédité a un grand rôle à jouer en ce qui a trait à cette maladie.

Il va de soi également que certains épidermes sont prédisposés à l'éclatement des veines, comme les peaux très fines et très minces. Par exemple, elle est souvent présente chez les blonds au teint diaphane.

Habituellement, les veinules sont rouges, mais elles peuvent parfois devenir violacées et se localiser en petits placards.

Le traitement

Pendant des années, on ne pouvait entrevoir que très peu de traitements. Maintenant que nous connaissons mieux le problème, la médecine moderne met à notre disposition de nouvelles techniques révolutionnaires qui contribuent largement à faire disparaître ces veines disgracieuses. Il ne faut pas hésiter à consulter la bonne personne: le dermatologue.

Il existe un tout nouveau traitement au laser, offert dans certains hôpitaux. Renseignez-vous auprès du spécialiste. Ce traitement n'est pas couvert par la Régie de l'assurance-maladie, car il est considéré comme du domaine de l'esthétique; donc, informez-vous sur les coûts. Il peut être légèrement douloureux et s'effectue en plusieurs séances. Évidemment, ce traitement est actuellement reconnu comme le seul valable au point de vue médical. Il faut être honnête et avouer qu'en esthétique, on ne peut offrir de garantie pour les traitements contre la couperose. Rien ne peut effacer les veines une fois qu'elles sont éclatées.

Autre traitement proposé: l'électrocoagulation. Il est offert chez certains dermatologues de même que dans les cliniques où on traite les varices. Encore une fois, vous devez vous adresser à un médecin pour ce traitement. Selon le spécialiste, il peut être couvert par la Régie de l'assurance-maladie. Vous pouvez y avoir recours si vous n'avez que quelques veinules et si vous le faites dès l'apparition des premières rougeurs. C'est une intervention légèrement douloureuse qui s'effectue normalement dans le bureau du spécialiste et qui doit être répétée plusieurs fois.

La prévention

Comme il existe peu de moyens pour guérir la couperose, la meilleure solution demeure la prévention. Et surtout, la connaissance de votre tolérance cutanée. Voici quelques points de repère à ce propos.

• Il faut éviter de passer du chaud au froid, ou l'inverse, sans protéger adéquatement votre épiderme. Donc, prenez soin de recouvrir votre visage d'un foulard ou de porter un fond de teint gel.

• Appliquez quotidiennement une base hydratante qui contient au moins un facteur 15 de protection solaire. Les rayons sont omniprésents dans l'atmosphère. Une peau couperosée doit être protégée en permanence.

• Éliminez de votre régime de vie les stimulants: les cafés trop forts, le thé, l'alcool, les épices. Favorisez l'absorption d'aliments riches en vitamines B, C et E. Ces vitamines peuvent être absorbées sous forme de suppléments vitaminiques. Il suffit de bien se faire conseiller pour le dosage.

• Les soins quotidiens sont importants et doivent être très doux. Favorisez, par exemple, les huiles naturelles.

• Voici un truc rapide: mélangez 60 mL (2 oz) d'huile d'amande douce à 10 gouttes d'huile de vitamine E et 30 mL (1 oz) d'huile de rose musquée du Chili. Nettoyez le visage à l'aide d'une débarbouillette humide et mince en disposant une légère quantité de ce mélange sur celle-ci. Évidemment, si vous avez la peau grasse, évitez ce traitement. Rincez ensuite la peau à l'eau tiède, toujours avec la même débarbouillette pour enlever l'excédent.

• L'huile de rose musquée du Chili peut être utilisée directement sur l'épiderme comme antirides et anti-inflammatoire. Cette substance s'est avérée extrêmement efficace sur les épidermes très sensibles et couperosés, comme sur les cicatrices et les vergetures.

• Une recette rapide peut être intéressante pour une peau couperosée; ses ingrédients: l'argile blanche et le concombre. C'est un masque léger et sans danger que l'on peut utiliser une ou deux fois par semaine. Pulvérisez le quart d'un concombre dans un robot culinaire, chair et pelure incluses; enlevez seulement les pépins. Ajoutez le concombre à une petite quantité d'argile blanche, puis appliquez une épaisse couche de ce mélange sur le visage et le cou. Ne laissez jamais sécher un masque sur une peau couperosée. Conservez-le entre 7 et 10 minutes. Rincez ensuite à l'eau tiède et appliquez une crème nourrissante, aux acides de fruits, par exemple.

• Autre truc: faites bouillir le blanc et le vert d'un poireau. Cette lotion peut être appliquée sur l'épiderme pour le nettoyage. Mais attention! sa durée de vie est limitée (maximum 10 jours au réfrigérateur).

• Vous pouvez également appliquer directement sur l'épiderme des feuilles de laitue ébouillantées, légèrement ramollies. Elles serviront de masque avant de procéder au maquillage.

Le maquillage

En terminant, voici quelques conseils sur le maquillage d'une peau couperosée.

• On trouve actuellement sur le marché des bâtons de camouflage qui sont d'une teinte verte et qui, appliqués directement sur la veine éclatée, permettent, comme leur nom l'indique, de la camoufler agréablement. Renseignez-vous bien, à un bon comptoir de cosmétiques. Lorsque le camouflage est fait, appliquez une mince couche de fond de teint et adieu les rougeurs... du moins, l'espace d'un moment!

• Évitez les fonds de teint rosés, les fards à joues trop rosés et les fards à lèvres roses, car ils ne feront qu'accentuer l'effet de rougeur sur votre épiderme.

• Demandez conseil concernant votre maquillage. N'achetez pas n'importe quoi à n'importe quel prix.

En résumé, il n'existe aucun soin miracle ou crème miracle pour la couperose. Il n'y a que le dermatologue qui puisse vous conseiller adéquatement.

Chapitre 7

UNE DÉMARCHE ALIMENTAIRE
POUR UNE PEAU SAINE

Plusieurs écoles de pensée se disputent concernant la relation entre une saine alimentation et l'état de l'épiderme. Beaucoup de spécialistes affirment que les aliments n'influencent en rien la condition cutanée, alors que d'autres ne jurent que par les aliments et les suppléments.

Chacun fonctionne avec ses croyances et ses connaissances. Personnellement, j'ai eu l'occasion, après de nombreuses années de pratique, de constater une évolution cutanée lors d'un changement de régime alimentaire. Je ne prétends rien, je ne fais que constater de nettes améliorations qui ne peuvent, à elles seules, être le fruit du hasard.

Afin de bien vous renseigner, je me suis documentée davantage et j'ai mis la main sur un ouvrage fort intéressant de Colette Lefort, qui est lauréate de l'Académie des sciences en diététique. J'ai résumé pour vous certains éléments de son livre, auxquels j'ai apporté mes connaissances. Je crois que ces lignes directrices pourront vous guider avantageusement sur le plan de l'alimentation.

L'importance de l'alimentation vivante

Les aliments sont les matériaux qui nous permettent de nous développer adéquatement. Les aliments sont au corps ce que l'essence est au moteur. Malheureusement, de nos jours, les aliments sont tellement transformés par l'industrie qu'on n'y retrouve très peu de vitamines ou de minéraux. À la fin du processus de transformation, nous ne récoltons en effet que des glucides (sucres) et des lipides (gras) qui n'ont pas de véritables valeurs nutritives ni énergétiques. Nous devons donc voir très sérieusement à réapprovisionner notre organisme en vitamines et en minéraux si nous désirons reprendre en main notre corps.

Par ailleurs, en Amérique du Nord, les populations vieillissent très rapidement et très mal. Il suffit de voir les nombreux cas d'arthrite, de rhumatisme et la dégénérescence physique assez navrante de certains de nos aînés. Et que dire d'une partie de notre jeunesse au teint asphyxié, à la démarche déformée par le port de mauvaises chaussures ou dont le dos est courbé, même à 12 ou 13 ans! J'ai le cœur serré toutes les fois que je vois ces jeunes au teint blafard, à la mine grise et aux yeux cernés.

Qui est responsable de tout cela? La société... Oui, il est très facile d'accuser la société! Le modernisme ne nous a pas fourni que du bien-être et du confort; il a engendré bien d'autres maux qui nous conduiront peut-être à la fin de la race humaine. Sans plonger dans le fanatisme et les extrêmes, il faut quand même faire un examen et nous rendre compte à quel point notre conscience concernant la santé s'est «ramollie».

La discipline alimentaire ainsi qu'une vie saine devraient primer dans toutes les démarches d'une soi-disant beauté.

La première étape

De quoi avons-nous besoin dès le départ et quotidiennement pour nous alimenter correctement?

Si nous suivons les recommandations du nouveau *Guide alimentaire canadien*, nous avons déjà un bon point de repère très logique pour maintenir un état de santé minimal. Notamment, on y explique le besoin énergétique et on donne les portions avec les quantités nécessaires à tout organisme pour se maintenir en santé, selon les groupes d'âges.

Le Guide divise les aliments en quatre groupes, c'est-à-dire les fruits et les légumes; les céréales; les produits laitiers; les viandes (poisson, volaille, substitut).

Peu de gens sont sensibilisés à cet aspect de leur vie. Pourtant, nous n'hésitons pas à nous rendre dans de bons restaurants, une habitude qui fait maintenant partie de nos loisirs. Manger n'est pas seulement un acte de survivance, c'est aussi un plaisir et une distraction. Mais la nourriture est tellement omniprésente dans nos vies qu'elle devient parfois un exutoire pour nos malheurs et nos angoisses.

Il suffit de regarder autour de soi pour aisément constater tous les dérèglements que cela peut engendrer.

En Amérique du Nord, l'alimentation joue un rôle dans 80 % des maladies. C'est effroyable! Donc, si votre désir de santé et de bien-être physique est profond, votre premier coup de barre sera d'examiner votre consommation de nourriture et d'y corriger le plus de carences possible en intégrant des aliments de qualité à votre alimentation.

Les résidus alimentaires

Lorsque le teint n'est pas clair, que la peau est marquée de boutons et de comédons, il est possible, je dis bien *possible*, qu'il y ait carence alimentaire. La peau est un organe d'élimination, et, logiquement, elle élimine ce que nous lui donnons. Il serait peut-être bon, pendant quelques semaines, de lui donner un régime à résidus alcalins afin de voir si votre problème est bel et bien alimentaire. En vous assurant qu'il ne provient pas de la piètre qualité de la nourriture, vous pouvez éliminer cette cause et, dans ce cas, consulter un professionnel de la santé pour vérifier si, par exemple, il n'est pas d'origine hormonale.

Voici quelques conseils qui vous aideront à faire le point.

• Pendant une journée ou deux, effectuez une diète d'épuration. En tenant compte de votre poids et de la capacité d'assimilation de votre foie, choisissez parmi les aliments suivants: fruits et jus de fruits frais, légumes et jus de légumes frais, yogourt et fromages frais entiers ou semi-écrémés. Sucrez au miel exclusivement, buvez des tisanes d'herbes variées (camomille, tilleul, aubier, valériane, passi-flore) ou un thé léger et un café décaféiné seulement.

• Si, par contre, votre organisme tolère mal les crudités, «buvez» vos légumes tout simplement; ils s'absorberont beaucoup mieux ainsi.

• Faites cette cure une journée ou deux au plus, puis, progressivement, revenez à une nourriture plus équilibrée en évitant les gras et les sucres inutiles à l'organisme. Il demeure essentiel de bien surveiller l'élimination intestinale, car vous devez purifier votre organisme. Choisissez des aliments riches en fibres et en cellulose.

• Si, à la suite de cette réforme alimentaire, vous ne constatez aucune différence à votre teint, il serait peut-être justifié de consulter adéquatement.

Le cocktail vitaminique et minéral

Une carence de certains minéraux et de certaines vitamines peut également engendrer un déséquilibre cutané.

La vitamine A

Par exemple, une carence en vitamine A entraî-ne un épaississement de la couche cornée (première couche en surface de l'épiderme). Celle-ci est alors très rouge, irritée et pèle abondamment même si la peau est très bien nourrie ou irriguée.

L'épaississement peut même ressembler à de la corne et il est souvent accompagné de démangeai-sons. Nous savons que la vitamine A n'existe pas dans la nature; elle est générée par l'organisme en combinaison avec certains aliments. Ses sources sont le foie de poisson, le jaune d'œuf, le beurre, le fromage et le lait entier. Les bonnes sources de pro-vitamine A et de carotène sont les légumes vert foncé et les fruits jaune orangé, surtout les carottes, les tomates, les épinards et les abricots. Ceux-ci passent bien sûr par la petite usine du foie afin de devenir la vitamine A nécessaire à notre organisme.

Il est donc possible que, même en absorbant tous ces fruits et légumes régulièrement, cela ne pro-duise pas l'effet désiré. Il faut donc s'assurer du bon fonctionnement du foie, car la transformation des aliments passe par cet organe. Donc, prenez un grand soin de celui-ci.

Si vous avez le foie paresseux, vous pouvez, dans certains cas, faire appel aux suppléments alimen-taires sans toutefois en abuser et en veillant à ce que les doses soient adéquatement prescrites. Dans le cas de la vitamine A, gardez en mémoire que le foie la retient en réserve. Il n'est pas nécessaire d'en absorber tous les jours; cela peut se limiter à tous les trois ou quatre jours.

Les vitamines du complexe B

Une carence en vitamines du complexe B peut aussi engendrer des problèmes cutanés. Par exemple, un manque de niacine entraîne une irritation dans tous les replis de la peau: le coin des yeux, les ailes du nez, les commissures des lèvres, entre les doigts, etc. Une autre infection cutanée, connue sous le nom de l'ich-tyose, rend la peau du corps écaillée.

Si vous avez des problèmes semblables, vérifiez si vous ne souffrez pas d'une carence de ces vitamines. Il ne faut pas avoir peur de consulter son médecin à ce sujet. Notez qu'il ne peut y avoir d'hypervitaminose des vitamines du complexe B, car elles s'éliminent constamment.

Voici la liste des aliments qui en contiennent le plus: les viandes non grasses, les produits laitiers, les fruits et les légumes frais en général. Consommez aussi du pain de blé entier.

Plus votre alimentation sera riche en aliments non gras d'origine animale, moins vous risquerez de souffrir d'une carence en niacine et en riboflavine.

Les aliments riches en niacine sont: les céréales entières, le foie, la viande maigre, le poisson, les haricots secs, les noix, le beurre d'arachide.

Les aliments riches en riboflavine sont: les abats (foie, cœur, rognons), le lait, le fromage, le yogourt, la viande, les œufs, les céréales complètes, la levure alimentaire, les légumes verts.

La riboflavine est surtout efficace pour contrer la séborrhée et l'acné. Les commissures des lèvres qui se fendillent sont un des symptômes d'une carence en riboflavine.

La vitamine C

La vitamine C agit moins directement au niveau cutané que les vitamines précédentes, mais elle veille à la bonne circulation sanguine. Ses effets se manifestent beaucoup plus au niveau du corps que du visage.

Si vous êtes de celles qui ont constamment des bleus à la moindre petite pression sur le corps, vous avez peut-être une déficience en vitamine C. Les principales sources sont le pamplemousse, l'orange, le citron, les poivrons de toutes les couleurs, les choux-fleurs, les choux de Bruxelles, le chou, les tomates et les pommes de terre.

Il est naturel de croire qu'un bon jus d'agrumes frais le matin est une excellente source de vitamine C, mais n'oubliez pas que celle-ci ne s'emmagasine pas et que la cigarette la détruit complètement.

La vitamine C est également la vitamine anti-grippale par excellence et une substance anti-stress. Elle renforce le système immunitaire.

Le zinc

Le zinc intervient, lui aussi, au niveau cutané. Son rôle est d'aider à la fabrication de la précieuse vitamine A. À chaque cas d'acné que j'ai vu au cours des deux dernières années, j'ai fortement recommandé d'ajouter du zinc dans le cocktail vitaminique et minéral. Il s'est avéré efficace à long terme, surtout pour combattre les boutons et les points noirs. Vous remarquerez que pratiquement toutes les crèmes pharmaceutiques qui combattent les irritations cutanées en contiennent. Le monoxyde de zinc est reconnu par les médecins et se révèle des plus efficaces.

Les sujets qui ont souvent de feux sauvages souffrent aussi souvent d'une carence en zinc. Un truc fort simple pour aider à les faire disparaître est de prendre un comprimé de zinc, de le mouiller et de frotter celui-ci sur la surface à traiter en faisant une espèce de pâte que vous garderez toute la nuit. Il est recommandé aussi d'en absorber en supplément alimentaire. Ne dépassez jamais la dose de 45 mg par jour; la dose minimale est de 15 mg.

Les protéines

Tous les bons sportifs connaissent l'importance des protéines, car celles-ci représentent la majeure partie de la masse musculaire. Chez la femme, soucieuse de son vieillissement, cet élément doit être considéré soigneusement. Les femmes consomment en général beaucoup moins de protéines que les hommes. Il demeure essentiel, si on désire se donner un potentiel santé optimal, de remédier à toute carence en protéines.

Selon les nutritionnistes, nous avons besoin de 1 gramme de protéines par kilo. Donc, si vous pesez 54 kilos (120 lb) par exemple, vous avez besoin, dans votre ration quotidienne, de 54 grammes (2 oz) de protéines.

Le choix des protéines

Les protéines animales sont parfois contestées à cause de leur teneur en gras. Il suffit de choisir des viandes plus maigres et le tour est joué. Si vous désirez conserver une bonne fermeté dans les chairs, comme les cuisses, les seins, le contour du visage ainsi que le cou, vous devrez combler vos besoins adéquatement pour redonner de la fermeté à vos tissus.

Les aliments riches en protéines sont: toutes les viandes, les œufs, les poissons, les produits laitiers, les céréales entières et les légumes. De plus, il existe maintenant des protéines végétales sur le marché; on peut les consommer en toute sécurité sans la moindre contre-indication médicale.

Sachez aussi qu'une protéine animale donne 20 % de son pourcentage réel; par exemple, un bifteck de 100 grammes (3 1/2 oz) vous donnera 20 grammes de protéines.

Les huiles

Pour conserver à l'épiderme toute sa souplesse et sa jeunesse, apprenez également à faire un choix judicieux des huiles. Ainsi, l'acide linoléique, que l'on retrouve dans certaines huiles, contribue à la santé du teint. Favorisez les huiles de noix, de maïs et de tournesol; assurez-vous qu'elles sont le plus pures possible, donc pressées à froid.

* * *

Ces conseils sont simples, naturels et portent sur des gestes quotidiens faciles à exécuter. Bien nous nourrir nous donne la possibilité d'assurer une meilleure qualité à notre épiderme, donc de nous sentir mieux dans notre peau.

Chapitre 8

QUELQUES RECETTES
DE TRAITEMENTS NATURELS

Conserver les petits pots et les bouteilles qui ne servent plus, car on peut les utiliser à d'autres fins, notamment pour la conservation des cosmétiques.

Lait démaquillant minute, pour tous les types de peau

1 jaune d'œuf

5 mL (1 c. à thé) d'huile d'olive

60 mL (4 c. à soupe) de lait écrémé

Bien fouetter le tout et ranger au réfrigérateur. Cette quantité peut suffire pour trois ou quatre jours consécutifs.

Lait démaquillant aux amandes et aux avocats

5 mL (1 c. à thé) d'amandes broyées avec un pilon

60 mL (4 c. à soupe) d'huile d'avocats

60 mL (4 c. à soupe) d'huile d'amande douce

Bien mélanger pour intégrer les ingrédients et verser dans une bouteille opaque et hermétique. Laisser macérer pendant deux jours, filtrer pour retirer les morceaux d'amandes.

Vous pouvez ensuite utiliser cette préparation en vous servant d'une éponge ou d'un coton humide. C'est une autre recette efficace qu'on peut conserver longtemps.

Crème démaquillante neutre

30 g (1 oz) d'axonge (panne de porc fondue)

10 gouttes d'huile essentielle de romarin (pour peau grasse) ou 10 gouttes d'huile essentielle de lavande (pour tous les autres types de peau)

Faire fondre la panne de porc au bain-marie ou dans un récipient placé sur une plaque chauffante. Une fois obtenue la quantité désirée, filtrer le saindoux avec un coton. Ajouter l'huile essentielle correspondant au type de peau et verser dans un pot hermétique.

Lotion astringente pour peau grasse ou acnéique et pour teint brouillé

28 g (1 oz) de feuilles de plantin haché

28 g (1 oz) d'aiguilles de romarin

30 mL (1 oz) d'alcool à friction

1 L (4 tasses) d'eau distillée

Amener l'eau à ébullition et y jeter les plantes. Laisser bouillir au moins cinq minutes et retirer du feu. Filtrer soigneusement le tout. Ajouter l'alcool et bien mélanger. Ranger dans une bouteille opaque, au frais et à l'abri de la lumière.

Lotion tonique pour peau sensible, fragile, sèche, couperosée et dévitalisée

56 g (2 oz) de plantes (voir ci-dessous)

500 mL (2 tasses) d'eau distillée

Choisissez parmi ces plantes (une seule):

- feuilles ou fleurs de romarin;

- racines de fenouil;

- feuilles d'hamamélis;

- fleurs de lavande;

- feuilles ou bourgeons de mélisse.

Toutes ces plantes sont recommandées pour combattre le dessèchement cutané. Leur action favorise aussi la circulation sanguine et contribue à retarder le vieillissement de l'épiderme.

Faire bouillir l'eau, retirer et y laisser infuser la plante pendant 30 minutes, avec couvercle. Filtrer et ranger dans une bouteille hermétique, au frais.

Lotion rafraîchissante astringente

250 mL (1 tasse) d'eau

60 mL (4 c. à soupe) d'eau distillée ou bouillie

15 mL (1 c. à soupe) d'alcool à friction

15 mL (1 c. à soupe) de romarin ou de camomille

Faire infuser le romarin ou la camomille dans l'eau bouillante. Bien filtrer et ajouter l'eau distillée et l'alcool. Transvider dans une bouteille opaque.

Appliquer cette lotion avec un tampon d'ouate, soir et matin, pour compléter le nettoyage de la peau.

On utilise le romarin pour les peaux très grasses et la camomille pour les peaux mixtes.

Pour les adolescents à l'épiderme très délicat, utilisez la même recette, mais sans alcool. Si la peau, en plus d'être asphyxiée, a des boutons, mettre sur ces derniers du gel d'aloès pur et naturel aussi souvent que désiré.

Lotion à la véronique pour peaux sensibles et irritées

La véronique est peu connue au Québec. Elle est plus remarquée comme fleur décorative ornementale que pour ses vertus curatives. Bref, tout ce que la plupart des gens savent de cette plante, c'est qu'elle enjolive plusieurs parterres! Pourtant, ses fleurs ont des vertus calmantes pour les épidermes irrités. Il est très facile de s'en procurer dans les bons marchés naturels.

56 g (2 oz) de fleurs de véronique séchée

1 L (4 tasses) d'eau distillée froide

Faire tremper le tout au moins une heure, puis chauffer doucement en amenant à ébullition. Laisser bouillir environ une minute et laisser reposer de 15 à 20 minutes. Ranger dans une bouteille hermétique et opaque. Conserver au réfrigérateur.

Appliquer la lotion soir et matin, avant l'utilisation de la crème de nuit ou de la crème de jour. L'action calmante agira sur les peaux très sensibles et permettra de redonner de la force aux tissus fragiles.

On peut également utiliser la lotion à la véronique en compresses, par-dessus un masque, afin de le rendre plus hydratant.

L'hamamélis

L'hamamélis est une plante merveilleuse, aux vertus multiples. Je vous livre quelques-uns de ses secrets pour prévenir divers maux. Cet arbuste originaire de

la Virginie a des feuilles ressemblant à celles du noisetier, d'où son surnom de «noisetier de sorcière»;
leur parfum est particulièrement agréable.

L'hamamélis est reconnu pour activer la circulation sanguine. Il a également une action bénéfique
sur les rides, la couperose et l'acné rosacé. En plus
de décongestionner et de désinfecter, il est également efficace pour soigner les brûlures, les crevasses
et les engelures.

Lotion d'eau florale

30 mL (2 c. à soupe) d'eau d'hamamélis

30 mL (2 c. à soupe) d'eau de rose

30 mL (2 c. à soupe) de fleurs d'oranger

Bien mélanger ces trois eaux et ranger dans une
bouteille hermétique et opaque.

Appliquer cette lotion tonique tous les soirs sur
la peau, après le démaquillage.

Lotion pour contrer la couperose

125 mL (1/2 tasse) de feuilles d'hamamélis, de
pétales de roses ou de fleurs d'oranger

500 mL (2 tasses) d'eau bouillante

Laisser infuser les plantes dans l'eau pendant
20 minutes. Filtrer, puis ranger dans une bouteille
opaque et hermétique.

Cette lotion peut aussi être utilisée matin et soir sur les peaux couperosées, après l'application du lait nettoyant afin de compléter le nettoyage.

Savon liquide à l'aloès

Si vous êtes une inconditionnelle des savons, voici une recette simple, non irritante.

250 mL (1 tasse) de savon Ivory liquide pour le corps

90 mL (3 oz) de gel d'aloès pur

Mélanger soigneusement les deux ingrédients et déposer le tout dans une pompe à savon.

Savon mousse désincrustant

Une petite quantité de savon liquide à l'aloès (voir la recette ci-dessus)

Une pincée de germe de blé nature ou de son en poudre

Mettre le savon liquide dans le creux de la main et y ajouter une pincée de son ou de germe de blé. Bien mélanger avec les doigts, en additionnant un peu d'eau pour faire mousser le savon. Appliquer ce mélange sur le visage et frotter délicatement, surtout sur les régions les plus grasses. Faire mousser pendant deux ou trois minutes, puis rincer à l'eau tiède.

Ce nettoyage facial peut être effectué tous les jours, au moins une fois par jour, le soir de préférence.

Il faut faire très attention cependant et bien rincer le visage pour qu'il ne reste aucun dépôt. Il faut prendre soin de bien éponger et non pas d'essuyer la figure avec une serviette de ratine épaisse. On complète le tout avec l'application d'une crème légère fluide hydratante.

Pulvérisation santé

Pour faire une pulvérisation d'eau minérale, versez de l'eau d'Évian dans un applicateur maison. Utilisez soir et matin après l'application de votre crème de soins régulière.

Trucs et soins à base d'oignons

Vous êtes peut-être étonnée d'apprendre qu'on peut mettre l'oignon au service des soins quotidiens. Et pourquoi pas! Qui ne connaît pas les centaines de vertus merveilleuses de cette plante? Évidemment, à cause de son odeur, on ose à peine imaginer une crème de soins à base d'oignon... Sachez toutefois que c'est possible, et même très efficace!

Tout d'abord, énumérons certaines vertus de l'oignon: il est antiscorbut, antidiabète, vermifuge, et j'en passe. On affirme que les Bulgares sont de grands consommateurs d'oignons; selon eux, cette plante potagère prolonge la vie jusqu'à 100 ans! Il est également notoire que l'oignon ralentit la chute des cheveux, aide à contrôler le poids par ses vertus diurétiques, empêche la rétention d'eau, aide à calmer les brûlures et les piqûres d'insectes, traite les furoncles (les «clous»), et qu'il agit sur les staphylocoques (bacille de l'acné) et dans bien d'autres infections. On peut également l'utiliser pour calmer les douleurs causées par l'arthrite et le rhumatisme.

Il est important d'ajouter que l'oignon est une excellente source de vitamines A, B et C, de sels minéraux, de sodium, de potassium, de fer, de soufre, d'iode, etc.

Comment l'utiliser facilement

La cuisson de l'oignon à l'huile lui enlève certaines de ses vertus traitantes. Il suffit simplement de l'ébouillanter pour qu'il garde toute la vigueur dont nous avons besoin.

Traitement pour combattre la chute des cheveux

1 L (4 tasses) d'eau bouillante (préférablement de l'eau de source ou de l'eau distillée)

2 gros oignons pelés et tranchés en rondelles

Jeter les oignons dans l'eau bouillante. Faire bouillir pendant 10 minutes, laisser refroidir et filtrer. Ranger dans une bouteille hermétique.

Cette lotion, appliquée en massages et par frictions directement sur le cuir chevelu, renforcera celui-ci.

Malheureusement, il y a l'odeur! Alors, pourquoi ne pas y ajouter quelques gouttes d'un aromate, par exemple de l'huile essentielle de lavande ou d'orange, qui modifiera la senteur, sans diminuer les effets bénéfiques! Une ou deux gouttes seulement suffiront.

Le traitement doit être fait le plus souvent possible. Surtout, persévérez si vous désirez obtenir des résultats probants.

L'oignon et les plaies

Lorsque vous vous êtes infligé une coupure, que vous avez un panaris ou un furoncle, un cataplasme d'oignon cuit peut vous aider.

Peler soigneusement l'oignon et le placer au four, jusqu'à ce qu'il soit tendre et totalement cuit. Ensuite, l'écraser entre deux compresses, faire un cataplasme et appliquer celui-ci sur la surface à traiter. Ne pas conserver trop longtemps et répéter l'opération jusqu'à l'obtention du résultat désiré.

Si vous avez un panaris, vous pouvez utiliser la pellicule transparente entre les couches d'oignons. Il s'agit de retirer doucement cette couche et envelopper votre doigt de celle-ci. Recouvrir d'un pansement au besoin.

Pour soulager les piqûres d'insectes, les brûlures légères ou pour éliminer les risques d'infection des coupures fines, il suffit de frotter celles-ci soigneusement avec un demi-oignon cru pendant quelques minutes.

L'oignon et les taches pigmentaires

Voici une bonne recette qui peut aider à combattre les vilaines taches pigmentaires, d'autant plus que les teints de porcelaine reviennent à la mode.

125 mL (1/2 tasse) de vinaigre blanc

62 mL (1/4 de tasse) d'eau de source distillée ou naturelle

1 gros oignon haché

Faire macérer le tout pendant trois jours pour en libérer les ingrédients actifs. Ensuite, filtrer et ranger dans une bouteille.

Vous pouvez utiliser ce liquide sur les taches de rousseurs ou le masque de grossesse. À l'aide d'une petite ouate, une ou deux fois par semaine, appliquez en frottant bien la surface choisie. Évidemment, si vous désirez obtenir un meilleur résultat, évitez de vous exposer au soleil sans écran solaire.

Un tonique pour prendre des forces

2 oignons crus, frais et hachés

310 mL (10 oz) de sucre

310 mL (10 oz) d'eau

Mélanger les oignons, le sucre et l'eau. Laisser macérer pendant quelques jours et filtrer à l'aide d'une gaze.

Prendre 5 mL (1 c. à thé) le matin et le soir, comme tonique ou, tout simplement, pour combattre le surmenage.

Cette recette est un sirop facile à préparer, que plusieurs de nos grands-mères utilisaient pour conserver la forme et prévenir les infections.

Pour soigner les verrues

En parties égales:

- oignon cru;

- argile blanche;

- sel marin.

Bien mélanger ces ingrédients.

À l'aide de cette préparation, frotter les verrues, matin et soir.

Vous pouvez couper l'oignon en deux et en utiliser la moitié pour frotter directement la verrue. Dans ce cas, il est préférable de choisir un oignon rouge.

Pour les lendemains de veille

Si vous tolérez bien l'oignon et que vous en êtes un adepte, les lendemains de veille, il n'y a rien de mieux qu'une soupe à l'oignon pour replacer à la fois l'estomac et les esprits...

Chapitre 9

QUINZE TRUCS EXPRESS
DE MAQUILLAGE ET DE SOINS

1. Votre mascara a tendance à sécher trop vite.

Cessez de pomper la brosse dans votre tube. Sortez celle-ci délicatement; ainsi, l'air n'y pénétrera pas inutilement, donc le mascara s'asséchera moins vite. Rangez toujours votre tube de mascara dans un verre, la tête en bas.

2. Si votre mascara est trop épais.

Ajoutez à votre tube une goutte ou deux d'huile de vitamine E. Cette opération permettra de l'éclaircir sans en abîmer la texture.

3. Votre fard à lèvres s'infiltre dans les ridules du contour de la bouche.

Appliquez beaucoup de poudre sur vos lèvres. Tracez bien le contour avec un crayon qui n'est pas trop gras, puis appliquez votre fard à l'aide d'un pinceau. Cela évitera que le surplus ne déborde autour de la bouche.

4. Votre crayon pour les yeux tourne.

Tout d'abord, choisissez un crayon qui n'est pas trop gras. Appliquez toujours un fard à paupières neutre, de la couleur de votre peau, sur la paupière. Ensuite, dessinez le trait de crayon très fin, le plus près possible des cils. Évitez les traits trop larges. Enfin, terminez l'application à l'aide d'un pinceau biseauté; le fait d'étendre légèrement le trait permet une meilleure tenue.

5. L'application du fard à joues.

Pour que votre fard à joues soit impeccable, respectez bien la morphologie du visage. Retenez ce truc pour vous guider: avec le bout de vos doigts, tâtez l'os de la pommette, puis disposez le fard à joues dessus; dessinez une forme triangulaire, dont la partie la plus large sera dirigée vers la racine des cheveux, soit les tempes; la partie la plus étroite du triangle sera dirigée vers le coin externe de l'œil. Évitez d'étaler le fard en largeur en dessous de l'œil. Cela a pour effet d'allonger le visage et de lui donner une apparence de fatigue extrême.

6. Attention aux fards à paupières bruns ou bronze.

Ces teintes font paraître les yeux plus âgés et plus descendants. Elles conviennent habituellement à des femmes jeunes. N'abusez pas des teintes cuivrées et rousses si vous avez un certain âge.

7. Pour donner de l'ampleur à un menton fuyant.

À l'aide de votre pinceau à fard à joues, dessinez une ligne qui contourne entièrement la mâchoire. Utilisez du brun pour cet effet correcteur; cela donnera l'effet d'une mâchoire plus prononcée. Le menton semblera donc moins fuyant.

8. Le choix du fard à lèvres.

Le fard a une grande importance pour le volume des lèvres. Les lèvres minces et petites seront avantagées par les teintes nacrées, claires et éclatantes. Pour les lèvres charnues et épaisses, les teintes foncées et mates sont de rigueur.

9. Le crayon contour: un atout merveilleux pour rehausser l'aspect des lèvres.

Cet outil indispensable peut cependant ruiner tout l'effet si vous choisissez la mauvaise couleur. Par exemple, un crayon contour brun avec un fard à lèvres rose peut créer un contraste tout à fait vulgaire.

10. Pour dissimuler les cernes sous les yeux.

Le cache-cernes est tout indiqué pour couvrir ces marques indésirables, mais lequel choisir? Préférez les textures plus sèches à celles qui sont trop grasses. Plus le vieillissement est accentué et plus les rides sont nombreuses, plus le produit peut s'accumuler dans les replis et fondre pour créer un effet de lourdeur. Tenez donc compte de votre âge et de votre type de peau. Appliquez le cache-cernes de préférence avant la pose du fond de teint et optez pour un ton plus clair que ce dernier. Surtout, n'oubliez pas de bien poudrer lorsque le fond de teint sera sec.

11. La couleur du fond de teint.

Pour connaître quelle teinte vous convient, étalez un peu de fond de teint à l'intérieur du poignet. Méfiez-vous de l'éclairage de certains magasins, car celui-ci est souvent bleuté. Lorsque cela est possible, demandez un échantillon de la teinte choisie; ainsi, votre achat sera plus sûr. Plus la peau est ridée et vieillissante, plus le fond de teint doit être liquide et clair. En effet, les fonds de teint trop foncés et épais masquent l'épiderme et accentuent les rides.

12. Attention aux fonds de teint «lisseurs».

Ces produits peuvent s'avérer parfois trop forts pour l'épiderme délicat du contour des yeux.

13. Pour refaire le maquillage.

Vous pouvez fort bien repasser une touche de fond de teint à l'aide d'une éponge humide pour transformer un maquillage de jour en maquillage de soirée. Appliquez une mince couche de fard à joues. Si vous le désirez, vous pouvez en rajouter un peu sur les paupières. Laissez sécher et retouchez avec la poudre libre. Rebâtissez en accentuant la couleur, et le tour est joué! Surtout, ne faites pas d'abus et vous serez étonnée du résultat.

14. Pour retoucher le maquillage des paupières.

La manœuvre sera plus simple si vous appliquez par-dessus le maquillage un fard à paupières neutre et que vous retravaillez le trait de crayon. Terminez en rajoutant une touche de mascara, et le tour est joué.

15. Masque pour les yeux fatigués.

Appliquez des tranches de concombres ou de pommes de terre très minces sur les paupières. Étendez-vous dans une pièce non éclairée et recouvrez les tranches de légumes d'une débarbouillette humide. Conservez le tout de 5 à 10 minutes. L'effet sera magique.

Deuxième partie

Chapitre 10
NOUVELLE LIGNE
DE PRODUITS QUÉBÉCOIS

Au Québec, créer une nouvelle ligne de produits représente tout un défi. J'ai tenu à le relever, car je crois profondément au talent des concepteurs de chez nous. J'ai voulu, en toute honnêteté, offrir aux gens d'ici la possibilité de découvrir un concept d'hygiène épidermique de qualité, conçu pour le climat si particulier du Québec.

Non pas que je prétende que les cosmétiques d'ailleurs ne soient pas de qualité, mais je crois sincèrement que nous sommes en mesure de créer nous-mêmes nos propres produits: ils nous ressemblent et nous rejoignent dans nos particularités.

Depuis quelques années, je travaille avec un laboratoire québécois à la fabrication d'une ligne de produits naturels qui répondent à nos besoins. Je vous présente donc ces produits pour que vous puissiez juger s'ils peuvent vous convenir et combler vos besoins.

Le Concept Cristiane Corneau, pour l'hygiène épidermique, se veut simple, facile d'utilisation, tout en vous permettant d'allier qualité et prix, ce que plusieurs produits importés ne peuvent vous donner.

Ampoules de sérum P.A.C.E.

L'épiderme vit au rythme des saisons. Il est important de comprendre cette réalité. Et à tous les changements de saison, il est excellent de donner un coup de pouce à son épiderme. C'est dans cet esprit que les ampoules P.A.C.E. ont été créées.

La fonction de ce sérum est de donner un surplus-choc d'hydratation à l'épiderme. Il contient des éléments actifs comme le placenta, le collagène, l'élastine et l'aloès, qui ont des vertus cicatrisantes, hydratantes et raffermissantes. De plus, ils accroissent l'élasticité cutanée. L'hydratation et la conservation d'une couche cornée souple et bien gonflée sont d'ailleurs les premières qualités de tous les produits Cristiane Corneau.

Il ne faut pas oublier que les pires ennemis de la peau sont le dessèchement (manque d'eau) et le soleil. Ces deux points peuvent à eux seuls ravager un épiderme et le faire vieillir prématurément. Nous devons porter une grande attention à ces deux aspects. Cela augmentera l'efficacité du sérum.

Mode d'emploi
Il existe deux manières d'utiliser les ampoules de sérum P.A.C.E.

1. La cure-choc de 10 jours, nécessaire dans les cas de peau atone, fatiguée et stressée. Il suffit d'appliquer une ampoule par jour sur le visage, le cou et le décolleté.

2. En prévention prolongée (cure de 30 jours). Utilisez le tiers de l'ampoule sur les régions fragiles: les paupières, le contour des yeux (les pattes d'oie), le contour de la bouche et le cou.

Cure maximale hydratante

Vous désirez vous offrir une cure sûre et efficace? Voici une façon de maximiser vos produits.

• Tous les soirs, lavez le visage avec le lait nettoyant. Rincez et passez une ouate imbibée de Brume florale. Laissez sécher et appliquez une mince pellicule de AHA. Une fois le tout bien pénétré, appliquez le tiers d'une ampoule, tel qu'il est indiqué précédemment.

• Pour obtenir un rendement très efficace avant d'entreprendre cette cure, exfoliez la peau avec l'exfoliant à la menthe. Après avoir lavé l'épiderme avec le lait nettoyant et la Brume florale, appliquez l'exfoliant (que vous ferez légèrement mousser dans le creux de la main) sur la peau humide. Si celui-ci est trop sec, ajoutez de l'eau avec le bout des doigts. Faites un léger mouvement circulaire pour bien déloger les peaux mortes. Poursuivez ce mouvement pendant deux ou trois minutes, doucement et sur les endroits où la peau est la plus épaisse.

Rincez à fond à l'eau tiède. Ensuite, asséchez la peau avec douceur (évitez la vigueur pour ne pas irriter). La circulation sanguine est ainsi activée et l'épiderme devient net. Il est donc prêt à recevoir la première ampoule. Les autres soirs, il n'est pas nécessaire de faire l'exfoliation, surtout pour la cure de 10 jours.

• Pour la cure de 30 jours, vous pouvez, si votre peau vous le permet, procéder à l'exfoliation indiquée précédemment tous les trois jours. Ainsi, le sérum sera beaucoup plus performant.

Contre-indication: peaux grasses et acnéiques.

Brume florale

La lotion demeure l'inséparable compagne du lait nettoyant. C'est un duo qu'on peut difficilement dissocier. La lotion Brume florale de Cristiane Corneau est un tonique, c'est-à-dire qu'elle ne contient pas d'alcool. Le tonique possède des propriétés hydratantes et, grâce à l'hamamélis, il permet de resserrer les pores de la peau de façon beaucoup moins «agressive» que ne le ferait un astringent.

Combinée à l'application de la Crème aux acides de fruits AHA de Cristiane Corneau, la Brume florale donnera un meilleur rendement en ce qui concerne l'éclaircissement du teint.

Cette lotion permet aussi de compléter le nettoyage quotidien de l'épiderme. Le matin, si votre épiderme n'est pas trop gras, elle peut à elle seule convenir au nettoyage de la peau avant l'application de la crème de jour. Douce, non irritante, la Brume florale provoque le gonflement de la couche cornée, en lui conférant un surplus d'hydratation complémentaire à toute crème hydratante. Elle convient à tous les types de peau, mais plus particulièrement aux peaux sensibles et couperosées.

Mode d'emploi
Déposez un peu de lotion sur une ouate et appliquez doucement sur la peau du visage et du cou, en évitant les paupières. Le soir, elle suivra l'application du lait; le matin, si vous le désirez, appliquez la lotion seule pour laver le visage. Laissez sécher et appliquez la crème de jour par la suite.

Composition
Fleurs d'oranger, pétales de roses et fleurs d'hamamélis.

Complexe Fibrel

Le Complexe Fibrel est un supplément alimentaire conçu pour fournir des fibres aux personnes qui n'en consomment pas suffisamment. Ce complexe est composé à 85 % de psyllium, une plante huit fois plus émolliente que le son et l'avoine. Le psyllium est également beaucoup plus digestible que le blé entier.

Les effets laxatifs mécaniques du psyllium sont dus au mucilage (produit qui gonfle au contact de l'eau). La noscapine contenue dans le psyllium a des propriétés spasmolytiques.

Ce supplément peut être utilisé sur une base régulière sans risque, car il est naturel. En usage interne, le psyllium est conseillé comme laxatif non irritant à effet de leste. En usage externe, on l'utilise pour soulager les douleurs rhumatismales et pour soigner les ulcères variqueux ainsi que les brûlures.

Recommandations

Le Complexe Fibrel est à conseiller à toutes les personnes aux prises avec le désagrément de la constipation.

Il va également de soi que l'on peut le recommander dans les cas d'acné et de cellulite puisqu'il aide à pallier la désintoxication organique. En cas d'évacuation normale, il ne faut pas absorber ces fibres.

Dans les cas exceptionnels de réaction allergique, il faut cesser immédiatement l'utilisation. Il est nécessaire de bien suivre la posologie et, surtout, de boire beaucoup d'eau lors de la prise de fibres.

Les plantes supplémentaires qui forment le Fibrel

- Cosses de psyllium blond

- Écailles de noyer

- Racines de chicorées rôties

- Racines de réglisses

- Fleurs d'hibiscus

- AlFaFa ou luzerne

- Pailles d'avoine

- Graines de citrouille

- Baies d'églantier

- Guimauves

- Hamamélis

- Ormes rouges

- Violettes

Le Complexe Fibrel fournit également un apport vitaminique intéressant. Ces herbes forment une combinaison synergique: elles agissent toutes ensemble afin de vous offrir un rendement optimal.

- Dix de ces plantes sont riches en calcium.

- Neuf renferment du fer.

- Neuf contiennent du potassium.

- Neuf renferment de la vitamine A.

- Sept ont de la vitamine E.

- Six contiennent de la vitamine C.

- Six renferment des vitamines du complexe B.

- Six fournissent de l'iode.

- Cinq renferment du manganèse.

- Quatre ont de la vitamine D.

Complexe moussant au romarin

Les problèmes de teint brouillé, d'épiderme huileux, de points noirs disgracieux sont plus fréquents qu'on ne le croit. C'est pour cette raison que j'ai conçu ce complexe moussant aux huiles essentielles de romarin.

L'entretien quotidien d'une peau grasse est vital, mais la difficulté est toujours la même: la déshydratation. En effet, les produits de nettoyage qui sont conçus pour les peaux grasses sont tellement forts qu'ils irritent la peau à fond et déséquilibrent littéralement son pH. La peau devient alors sensible, irritée et sans défense.

Une peau grasse ou acnéique est avant tout une peau très sensible. C'est un épiderme fragile qui répond de différentes manières aux soins qu'on lui prodigue. Souvent, le traitement proposé est beaucoup trop fort, ce qui active le problème au lieu de le régler.

L'épiderme est comme les empreintes digitales: il est unique pour chacun et chacune. Voilà pourquoi on ne peut créer un produit qui donnera exactement le même rendement pour chaque peau.

Je connais bien ce phénomène, et c'est pourquoi j'ai fait le choix d'utiliser le romarin pour ce complexe. Une approche tout en douceur est à conseiller. Certains épidermes pourront être nettoyés tous les jours, et même matin et soir, avec ce complexe moussant au romarin, tandis que d'autres épidermes pourront être nettoyés aux deux jours, en alternant avec le lait nettoyant.

Le Complexe moussant au romarin est aussi une excellente combinaison avec la crème aux AHA. Les deux produits exercent une influence sur la sécrétion sébacée et diminuent la production de comédons (points noirs) et de boutons.

Mode d'emploi

Lavez le visage, le soir de préférence, avec le complexe au romarin. Frottez avec douceur et rythme. Laissez agir la mousse pendant quelques instants, puis rincez à l'eau tiède.

Note: Lavez le visage avec une débarbouillette épaisse et après le rinçage, épongez la peau doucement. Ensuite, appliquez une légère quantité d'AHA. Faites bien pénétrer.

Crème à l'acide alpha-hydrolixie (hyaluronique) ou crème fruitée aux AHA

Les AHA représentent la dernière trouvaille dans le monde des cosmétiques qui inondent le marché du rajeunissement cutané. Pourtant, ce type d'acide existe depuis des siècles! On ne sait trop pourquoi son usage avait été délaissé au fil des ans.

Mais en revenant aux AHA, la science moderne est enfin parvenue à produire une nouvelle génération de cosmétiques qui étonnent et surprennent de jour en jour les nombreux utilisateurs.

Contrairement à l'élastine ou au collagène, les acides de fruits permettent de poncer légèrement l'épiderme et ainsi de le débarrasser des peaux mortes inutiles qui l'encombrent. Cette exfoliation est progressive et uniforme. Dès les premiers jours d'utilisation, nous sommes donc en mesure de constater des changements satisfaisants.

Évidemment, l'exfoliation que permettent les AHA ne se compare pas à un gommage ordinaire. L'application quotidienne de cette crème entraîne une élimination douce des cellules mortes et maintient la cohésion des autres cellules. Par ce fait même, la peau s'affine et le teint devient plus clair.

Ces acides agissent aussi sur l'hydratation et la souplesse épidermique. La fixation des liquides à l'intérieur de l'épiderme permet également à la peau de devenir plus lisse, plus élastique et plus lumineuse.

Les acides de fruits de Cristiane Corneau

J'ai conçu une crème aux acides de fruits qui peut vous venir en aide de façon adéquate. Ce produit, à base d'acide citrique (pamplemousse, citron, orange), resserre les pores dilatés et réduit la sécrétion sébacée et, conséquemment, la formation de points noirs (comédons).

On peut aussi la recommander pour les taches pigmentaires (ou l'hyperpigmentation). À long terme, vous obtiendrez un résultat étonnant.

Mode d'emploi

Le soir, nettoyez soigneusement l'épiderme avec du lait nettoyant Cristiane Corneau et de la Brume florale. Rincez à fond et appliquez une petite quantité de crème; pour un effet optimal, appliquez-la toujours sur un épiderme humide.

La première semaine, étalez le produit sur une petite surface. La deuxième semaine, élargissez l'application. Et ainsi de suite au fil des semaines, le temps que votre peau s'adapte.

Il se peut que vous ressentiez de légers picotements. Surtout, ne paniquez pas et attendez que cette sensation se dissipe. À la longue, les symptômes disparaîtront. Si ceux-ci persistent, consultez votre conseillère qui vous indiquera alors la marche à suivre, précisant si vous devez cesser ou non ce soin.

Les acides de fruits sont sans danger. Il suffit de bien les utiliser et, surtout, de comprendre l'interaction de la crème avec les produits de nettoyage.

Certaines personnes peuvent utiliser les AHA deux fois par jour, c'est-à-dire soir et matin. Ces journées-là, elles ne doivent pas sortir à l'extérieur plus d'une heure, car cette crème ne possède pas de facteur de protection solaire.

Si vous ne l'utilisez que le soir, commencez votre journée avec le fluide hydratant journalier qui offre une protection contre les rayons nocifs du soleil.

Composition
Huile de tournesol, glycérine, allantoïne, acides de fruits, squalane ou huile de requin, vitamine E.

Crème exfoliante à la menthe

Un exfoliant est un produit conçu pour détacher les cellules mortes qui adhèrent à la couche cornée et l'encombrent en provoquant un épaississement de certaines régions; ces inégalités donnent à l'épiderme une apparence d'épaisseur disgracieuse et dilatent les pores de la peau.

La crème exfoliante Cristiane Corneau est une émulsion douce, crémeuse, à laquelle ont été ajoutées des billes de polyéthylène. Ces billes rondes, inertes chimiquement, roulent sur la surface de l'épiderme; elles aident à détacher les cellules mortes, sans affecter la peau.

Certains fabricants incorporent des grains de noyaux de fruits dans leur exfoliant. Ceux-ci étant broyés, ils revêtent des formes anguleuses qui irritent la peau presque immédiatement.

Le choix de la menthe ne fut pas le fruit du hasard. La menthe possède des propriétés antiseptiques et toniques. De plus, elle est rafraîchissante. Donc, lorsqu'elle est bien utilisée, elle donne à l'épiderme une sensation de fraîcheur remarquable. Cette heureuse combinaison permet une exfoliation sans danger.

Mode d'emploi
Cet exfoliant peut être utilisé tous les jours, car il est extrêmement doux.

Après avoir bien lavé le visage avec le lait nettoyant, déposez une petite quantité de crème dans le creux de la main. Mouillez légèrement les doigts et faites une mousse que vous appliquerez ensuite au niveau de l'axe facial.

Frottez la peau dans un léger mouvement circulaire, surtout où les glandes sébacées sécrètent le plus, par exemple sur le front, les ailes du nez, les joues, le menton et l'os de la mâchoire. Massez doucement, jamais avec force. (Si vous ressentez un malaise, c'est que le frottement est trop vigoureux.) Mouillez les doigts à nouveau si le produit est trop sec. Massez ainsi pendant 30 à 40 secondes. Ensuite, laissez agir de 10 à 20 secondes.

Rincez avec des éponges ou une débarbouillette épaisse; retirez toujours le produit avec délicatesse. Autre possibilité: rincez le visage à grande eau, toujours tiède. Une fois fait, terminez le traitement avec le masque à l'argile et au tilleul.

Avertissement
Ce cosmétique doit être utilisé selon le mode d'emploi. À éviter pour les épidermes qui présentent des pustules et des boutons purulents. Avis également aux personnes dont l'épiderme est très sensible: il faut alors faire un essai avant d'adopter le produit.

Crème multifonctions

Crème de jour ou crème de nuit? Quels sont les facteurs qui déterminent notre choix d'une crème pour le soir et d'une autre pour le matin? Il y a quelques années, il n'était guère difficile de faire la différence entre les deux. Les crèmes de nuit étaient de texture plus riche, plus nourrissante et, bien souvent, plus grasse. Maintenant, ce n'est plus le cas.

J'ai toujours aimé bien faire comprendre les nuances qui existent entre certains produits. Au moment de la conception de ma ligne, et plus particulièrement de cette crème, j'ai désiré trouver la formule la plus intéressante possible et qui convienne au climat rigoureux et imprévisible du Québec. Donc, au lieu de la nommer «crème de jour», j'ai choisi l'appellation «Émulsion hydratante multifonctions quotidienne». Car, selon les multiples possibilités qu'offre ce produit, on peut l'utiliser à différents moments de la journée et pour diverses raisons.

Les récentes découvertes nous permettent en effet d'accorder aux crèmes plusieurs fonctions, ce qui évite précisément d'avoir à se procurer quatre ou cinq pots de crèmes pour des usages différents.

Cette façon de faire est assurément la plus économique et, surtout, ne nous oblige pas à de longues et fastidieuses séances devant le miroir, chaque soir, uniquement pour nous assurer que nous traitons le plus de régions possible. Notre mode de vie nous permet de consacrer peu d'instants à ce genre d'activité. Il faut donc les utiliser d'une manière pratique et efficace. Je désire vous offrir les soins les plus modernes, mais en gardant bien à l'œil toutes les caractéristiques naturelles qui ont su faire ma renommée.

L'Émulsion hydratante multifonctions Cristiane Corneau vous offre cet heureux mariage, en réunissant la meilleure combinaison vitaminique reliée à la santé épidermique (vitamines A, B et E). Ajoutez une dose de collagène combinée à de l'aloès et à de l'allantoïne et vous obtenez un produit efficace. Ces deux derniers éléments ont des vertus cicatrisantes, apaisantes et anti-inflammatoires. Finalement, une protection solaire y est aussi incorporée.

Que demander de plus? Une crème qui nourrit, hydrate, protège et, surtout, comble plusieurs besoins, en demeurant à un prix abordable.

Mode d'emploi
Cette émulsion peut être utilisée le matin, comme crème hydratante et comme base de maquillage. Lors de sorties de plein air, elle protège l'épiderme contre le soleil. À la fin de la journée, si vous sentez que votre épiderme est tendu inutilement, elle peut apporter un merveilleux effet hydratant.

Crème oxygénante marine

Créer une crème qui agisse sur la silhouette représente un défi de taille... Je connais bien ce problème, puisque je travaille dans le domaine de l'esthétique depuis 20 ans. Je peux donc bien comprendre ce besoin si important aux yeux des consommatrices!

Cependant, il y a des réalités avec lesquelles nous devons vivre. Une crème peut-elle à elle seule affiner la silhouette? Sûrement pas! Il faut combiner une bonne discipline alimentaire et un régime de vie équilibré lorsque nous désirons obtenir des résultats valables. C'est dans cet esprit que cette fiche technique a été conçue.

La cellulite est un problème disgracieux qui touche la grande majorité des femmes. C'est un fait normal avec lequel nous vivons depuis des décennies. Donc, si vous décidez de traiter la cellulite, je vous recommande tout d'abord, et ce, pour maximiser votre traitement, de bien cerner la cause de votre problème. Ainsi, vous profiterez mieux des résultats et ceux-ci seront plus durables.

Conseils alimentaires

• Limitez votre consommation de sel à 1 gramme par jour. Le sel retient l'eau dans les tissus et intervient directement dans le processus de la cellulite. Attention aussi aux graisses cachées, comme dans les aliments «prêts-à-manger» ou concentrés.

• Buvez beaucoup de liquide, soit au moins 1 L (4 verres de 8 oz) par jour. Comme liquide, nous comptons l'eau, le thé, le café, les jus sans sucre, etc.

• Consommez des aliments vivants, donc des fruits et des légumes frais.

• Surveillez les fonctions ovariennes. S'il y a un dérèglement constant, il faut s'attendre à un surplus de cellulite.

• Surveillez également les fonctions intestinales. La constipation engendre des toxines qui nuisent aux tissus conjonctifs. Les matières fécales qui fermentent dans l'intestin, ce n'est pas l'idéal! Consommez donc une dose appréciable de fibres alimentaires; le psyllium et le son, par exemple, en constituent d'excellentes sources. De plus, ils améliorent l'état de santé général, car un intestin paresseux nuit à l'organisme en entier.

La circulation sanguine

• Portez une attention particulière à la circulation sanguine. Quelques exercices, comme la marche, la bicyclette et la natation, contribuent à une excellente condition physique générale. De plus, ils favorisent une bonne circulation sanguine. C'est pourquoi, dans tout traitement contre la cellulite, on recommande des frictions localisées.

• Utilisez le gant de crin et le luffa (type d'éponge) pour activer la circulation sanguine déficiente. Attention toutefois aux mouvements: lorsque vous exercez une friction, celle-ci doit être faite avec douceur, sans force, sans pression, donc par un simple effleurement de l'épiderme pendant quelques instants. Ainsi, la peau rosit doucement au rythme de la friction.

• Traitez toujours une zone en particulier. N'entreprenez pas de toucher une trop grande zone à la fois. Les frictions s'effectuent toujours sur l'épiderme sec, avant le bain ou la douche. Ensuite, la chaleur de l'eau peut compléter le drainage. Les mouvements de friction se font en remontant vers le cœur, toujours dans le même sens que la circulation sanguine du corps.

• Après le bain ou la douche, appliquez la crème en la faisant bien pénétrer. Vous pouvez exercer de légers massages qui déplaceront la masse cellulitique, mais toujours avec lenteur et douceur. Il ne faut jamais effectuer de manœuvres brusques.

L'exfoliation

Procédez à une exfoliation de la région à traiter, deux ou trois fois par semaine, pour renforcer le pouvoir pénétrant du produit. Voici la marche à suivre.

• Effectuez la friction avec le luffa ou le gant de crin.

• Procédez à l'exfoliation avec l'exfoliant à la menthe. Frottez légèrement pendant quelques minutes.

• Prenez un bain ou une douche.

Autres conseils

D'autres excellents trucs naturels, peu dispendieux, peuvent vous venir en aide lorsque vous faites le traitement. Les voici.

• Intégrez 125 mL (1/2 tasse) de gros sel de mer dans l'eau de la baignoire. Le sel a des propriétés drainantes.

• Évitez le port de vêtements trop serrés. En effet, si un vêtement ou un sous-vêtement vous marque la peau, c'est que celui-ci ne vous convient pas parce qu'il est trop étroit; il bloque votre circulation sanguine. Ne négligez pas ce détail lorsque vous traitez la cellulite, surtout au niveau des cuisses et de l'abdomen.

• Sachez toutefois que la cellulite, c'est un peu comme le diabète: cela se traite, mais ne se guérit jamais totalement.

Composition de la crème et ses effets positifs

La Crème oxygénante marine est composée avant tout d'extraits d'algues et de laminaires qui sont largement reconnus pour leurs vertus dans les soins portant sur la cellulite. Ce qui démarque, là également, cette composition est l'ajout de la caféine et de la carnitine; celles-ci créent un effet synergique qui déclenche une réaction agissant directement sur la cellulite. Les autres composantes de la crème sont la lysine et l'élastine, qui interviennent dans le raffermissement des chairs. S'ajoutent à cette émulsion les vitamines A et E, le lierre grimpant et le *betula alba* (extrait de bouleau).

Émulsion lénifiante

Avec la vie trépidante que nous menons, nous sommes régulièrement exposées à des situations stressantes et épuisantes. Pour ces raisons et plusieurs autres, nous aimons trouver du réconfort rapidement. Rien de tel alors qu'un bon massage sur la surface endolorie ou sur les régions les plus tendues de notre corps. J'ai justement mis au point un lait relaxant musculaire qui vous aidera à apaiser la région tendue.

À l'aide d'un savant mélange d'huiles essentielles et de différentes plantes, nos laboratoires ont conçu ce lait non gras, fluidique, qui vous fournira rapidement une sensation de détente et de calme. Voici la liste de ces ingrédients actifs et leurs vertus. Vous pourrez donc être en mesure d'apprécier la valeur de ce lait relaxant en comprenant la multitude de possibilités que son usage peut générer.

Vertus reconnues
• Huile essentielle de romarin: usage local; elle est efficace contre le gonflement articulaire, les œdèmes, les contusions et le rhumatisme.

• Huile essentielle de pin: usage externe; elle est reconnue pour ses vertus rubifiantes (affections rhumatismales), antiseptiques et astringentes.

• Huile essentielle de lavande: elle possède des qualités bactéricides légères et elle est sédative. Elle exerce sur la peau une action antiseptique et cicatrisante.

• Huile essentielle de cajeput: ses propriétés sont variées; antiseptique général (pulmonaire, intestinal, urinaire); en usage externe, on la recommande pour le rhumatisme, la goutte, la névralgie, les plaies, les dermatoses et certaines maladies de la peau.

• Huile essentielle de cyprès: astringente, tonifiante, antirhumatismale et déodorante.

• Huile essentielle de genièvre: antiseptique et cicatrisante; elle apaise les règles douloureuses, le rhumatisme, l'arthrite, les douleurs musculaires; elle aide aussi dans les cas de goutte, d'eczéma et d'autres maladies de la peau.

Évidemment, ces informations sur chaque huile essentielle demeurent sommaires. Si vous désirez en savoir plus sur les propriétés de ces huiles, je vous recommande deux ouvrages: *Aromathérapie*, dont l'auteur est le Dr Jean Valnet (Livre de poche pratique); *Le Guide pratique des remèdes naturels* (Sélection du Reader's Digest).

Mode d'emploi
Ce lait est recommandé pour les multiples tensions musculaires; il suffit de l'appliquer sur les régions à traiter. Faites pénétrer complètement.

Vous pouvez aussi appliquer un peu de chaleur si vous le désirez.

Composition

Huile essentielle de romarin, huile essentielle de térébenthine, huile essentielle de pin, eucalyptus, huile essentielle de lavande, huile essentielle de cajeput, huile essentielle de cyprès, huile essentielle de genièvre, huile essentielle de piment.

Fluide corporel hydratant

Au Québec, nous le savons bien, le climat est rigoureux et les fluctuations de mère Nature nous obligent à nous vêtir parfois lourdement. Ajoutez à cela le rythme de vie stressant, le manque d'oxygénation épidermique corporel, le calcaire, le chlore et les vêtements qui étouffent le corps, et vous percevrez d'un coup d'œil quelques ennemis de la peau.

Dans ces conditions, il n'est pas surprenant que l'épiderme se dessèche, s'irrite, que les genoux et les coudes soient rugueux et que la peau des bras et des jambes s'écaille. J'ai créé une émulsion douce, calmante et apaisante pour vous aider à résoudre ces problèmes.

Mode d'emploi

Après avoir frictionné légèrement votre épiderme sec avec un luffa, prenez une douche ou un bain qui sera suivi de l'application du fluide corporel. Prenez le temps de bien faire pénétrer le produit, de préférence sur une peau humide; utilisez une très petite quantité, car il est très fluidique et hydratant.

Ce produit se démarque nettement de plusieurs autres sur le marché pour sa puissance anti-inflammatoire. Il est recommandé pour tous les types de peau et convient parfaitement pour assouplir et hydrater n'importe quel épiderme. On recommande de l'utiliser soir et matin.

Composition

Huile de germe de blé, vitamine E, allantoïne et glycérine.

Lait nettoyant hydratant

Le nettoyage quotidien du visage est un acte naturel, normal et routinier. Jour après jour, nous nous lavons la figure et le cou avec, souvent, une débarbouillette mouillée et enduite de savon (peu importe le savon), ou juste avec de l'eau tiède. La majorité des utilisatrices avouent ne pas se servir d'un lait nettoyant, car elles ne se maquillent pas et n'en voient donc pas la nécessité.

Pourtant, la fonction d'un lait nettoyant est bel et bien de... nettoyer! Il est vrai que jadis, on se servait des laits pour dissoudre le maquillage. Mais ce n'est plus le cas maintenant. Le pH du lait est un peu plus doux que celui de certains savons et permet donc un lavage non irritant et efficace.

Les laits nettoyants pour le visage sont aussi indispensables que le savon pour le corps. Nous ne devons éprouver aucune crainte de les utiliser tous les jours, car ils sont sans risque pour la peau, à la condition que l'épiderme soit ensuite très bien rincé. Tout comme le savon ne doit pas rester sur la peau, le lait nettoyant ne doit pas y demeurer non plus. Donc, rincez à fond le lait avec de l'eau tiède et, ainsi, vous obtiendrez un rendement optimal de votre produit.

Composition et mode d'emploi

J'ai personnellement choisi l'hamamélis et la fleur d'oranger comme composantes principales.

L'hamamélis a retenu mon attention car, depuis des siècles, ses vertus astringentes, purifiantes, désinfectantes et antiseptiques permettent un soin d'hygiène sûr, sans provoquer d'irritations inutiles.

Le Lait nettoyant Cristiane Corneau peut donc être utilisé sans danger, deux fois par jour, le soir et le matin.

Il est déconseillé toutefois de démaquiller les yeux avec ce lait nettoyant, car celui-ci est conçu pour nettoyer la peau du visage et du cou ainsi que les lèvres.

Pour retirer le fard à lèvres sans problème, déposez sur une ouate humide une légère quantité de lait nettoyant. Enduisez-en doucement les lèvres et laissez agir pendant au moins une minute. Ensuite, retirez avec de légers mouvements circulaires.

Ce lait contient des vitamines naturelles qui n'affecteront pas les lèvres ni leur hydratation.

Multimasque

L'argile blanche est bien connue pour ses vertus multiples. Elle se marie avantageusement avec les soins cosmétiques pour les peaux sensibles et délicates. Ses fonctions cicatrisantes sont aussi reconnues pour les épidermes plus difficiles. Le tilleul rehausse l'effet de l'argile; par ses propriétés calmantes, toniques et stimulantes, il rend le masque très efficace pour améliorer la circulation sanguine.

Mode d'emploi

Ce masque peut être appliqué une ou deux fois par semaine, sans risque. Il éclaircit le teint, tout en combinant fraîcheur et propreté. La durée de pose est de 10 à 15 minutes. Il ne doit pas sécher, mais plutôt demeurer humide, pour bien conserver ses propriétés toniques et calmantes.

Je vous recommande de l'appliquer sur une peau rigoureusement nette lorsque vous devez procéder à une exfoliation.

Marche à suivre et combinaison de produits

• Pour les peaux sensibles et couperosées, utilisez le lait, la lotion, le masque; ensuite, appliquez la crème aux AHA sur la peau humide.

• Pour les peaux grasses, séborrhéiques, le teint brouillé, lavez le visage avec la mousse nettoyante au romarin, rincez soigneusement et appliquez le masque. Par la suite, appliquez la crème aux AHA, toujours sur un épiderme humide et le Purigel sur les boutons.

• Pour les peaux atones, flasques, le teint brouillé ou comme traitement pour obtenir un coup d'éclat, lavez soigneusement la figure avec le lait et passez une ouate imbibée de lotion. Ensuite, déposez une légère quantité d'exfoliant et massez pour déloger les impuretés. Rincez à fond à l'eau tiède et appliquez le masque; après 10 minutes, rincez le masque à l'eau tiède. Appliquez la crème aux AHA sur la peau humide, attendez 10 minutes et appliquez le tiers d'une ampoule de sérum P.A.C.E. Ce traitement peut être fait une fois par semaine ou lorsque la peau en a un besoin pressant.

Purigel

Parfois, notre épiderme nous réserve des surprises: sans raison, un bouton indésirable apparaît.

Qu'ils soient occasionnés par le stress, l'ovulation ou les règles, tous les types de boutons peuvent faire l'objet d'un soin, et ce, pour tous les types de peau.

Pour aider à assécher les boutons, j'ai concocté, avec le laboratoire, un mélange d'huiles essentielles qui possèdent des vertus antiseptiques et parviennent à donner un résultat intéressant.

Mode d'emploi

Ce produit est un traitement local; il ne peut être utilisé ailleurs que sur un bouton. Appliquez ce liquide deux ou trois fois par jour sur le bouton. Il contribuera à détruire les bactéries et aidera le processus de cicatrisation. Il peut aussi s'avérer efficace sur les feux sauvages.

Ce traitement s'adresse à tous les types de peau et à des personnes de tous âges qui ont des boutons, ne serait-ce qu'occasionnellement.

Composition

Le mélange de ces huiles permet d'obtenir le meilleur résultat possible: l'huile essentielle de lavande, l'huile essentielle de citron, l'huile essentielle de romarin, l'huile essentielle de cèdre ainsi que l'aloès, contribuent à la cicatrisation de l'épiderme.

Tonique Multi-herbes

Le Tonique Multi-herbes a été conçu pour vous offrir un apport énergétique, à diverses périodes de l'année. Ce complexe, totalement constitué de plantes, permet de régulariser tous les systèmes corporels.

On le consomme comme supplément alimentaire pour ses nombreuses vertus. Voici donc la liste de ses ingrédients: eau purifiée, mélasse, miel, aloès, protéines végétales, calcium, magnésium, lécithine, acide citrique, ginseng, préservatifs.

Il contient également les oligo-éléments suivants.

• Persil: riche en chlorophylle, fer, calcium, manganèse, potassium, vitamines A, B et C; est anti-scorbut, antiseptique, diurétique, tonique et vermifuge.

• Valériane: antispasmodique, modératrice du système cérébrospinal, fébrifuge et vermifuge.

• Pissenlit: riche en chlorophylle, vitamine C, manganèse, potassium, calcium, fer; est tonique, cholérétique, diurétique et laxatif.

• Menthe poivrée: antispasmodique, tonique, carminative, stimulante, stomachique, sudorifique, diurétique, analgésique, antiseptique.

• Pollen de fleurs: contient des acides aminés, acides nucléiques, vitamines A, B_1, B_2, B_{12}, C, D, E, H, PP ainsi que différents sels minéraux et oligo-éléments; combat l'amaigrissement et l'embonpoint, les troubles intestinaux, la nervosité et la neurasthénie, les troubles cérébraux, la fatigue; stimule l'appétit et favorise le travail des intellectuels; améliore la vue.

• Ail: contient un acide aminé de soufre générateur.

• Alliine: combat l'hypertension, les maladies infectieuses; peut aider à prévenir le cancer, le diabète, les atonies digestives, respiratoires et cardiaques; tonique.

• Sarriette: aphrodisiaque, carminative, antispasmodique, antiseptique, vermifuge, expectorante, diurétique et stimulante.

• Betterave: riche en potassium, calcium, acide folique, vitamine A, magnésium et fer; est apéritive, anticancérigène, anticonstipative; combat l'anémie et l'obésité.

- Épinard: riche en fibres, chlorophylle, carotène, acide folique, vitamines C et E, fer, potassium, magnésium, calcium, phosphore, soufre, chlore, cuivre, zinc.

- Coriandre: contient de la vitamine C et du fer; est antispasmodique, calmante, antirhumatismale; combat les douleurs articulaires, les grippes, l'anorexie nerveuse, les diarrhées, les intoxications intestinales.

- Queues de cerises: diurétiques et laxatives.

- Fenugrec: vermifuge, émollient, diurétique, tonique, antihypertension, expectorant et astringent.

Recommandations

Ce tonique s'adresse à toutes les personnes désireuses de se donner un apport énergétique valable. Il peut vous aider si vous ressentez une fatigue générale ou encore si, faute de temps, vous négligez votre alimentation. Si vous désirez compléter sainement votre alimentation, c'est le tonique qu'il vous faut.

Ce produit se veut des plus naturels. Si jamais vous constatez un effet secondaire inhabituel, par exemple des nausées ou des crampes, cessez l'utilisation de ce supplément. Le tonique peut être pris sur de longues périodes, sans danger. Il peut, par exemple, remplacer le supplément vitaminique hivernal que plusieurs utilisent.

Adultes: prendre 15 mL (1 c. à soupe), une fois par jour le matin; enfants: à partir de six ans, prendre 5 mL (1 c. à thé) une fois par jour, le matin.

Table des matières